ご縁とお役目

臨床医が考える魂と肉体の磨き方

矢作直樹

ワニブックス
PLUS新書

はじめに

私は現在、東京大学医学部附属病院（以下、東大病院）の救急部・集中治療部の部長職、ならびに同大学院医学系研究科で救急医学分野の教授職を拝命しています。

今は、管理業務が主となり現場に密着することがなくなってしまいましたが、以前は目の前の救急現場に取り組みながら病院の救急医療体制の仕組みづくりに没頭していました。そんな医療現場で時々思うことがあります。それは、私たちの大多数が「寿命」という言葉に縛られているという現実です。

当然と言えば当然の話ですが、寿命は人それぞれです。「おぎゃあ」と生まれてから死ぬまでの期間を「人生」と呼んでいますが、いつ生まれたか、いつ死ぬかということは十人十色、皆違うという現実を理解しているつもりでも、私たちの多くが寿命という言葉に左右されてしまいます。

つまりこの寿命という言葉こそ、私たちの人生におけるさまざまな判断に少なからぬ影響を与えているのです。

ちなみに、テレビや新聞の報道で頻繁に使用される平均寿命という言葉ですが、これはあくまでも統計用語です。とは言え、言葉は喧伝《けんでん》されるごとに力を持ち、一般化していきます。今では小学生までもが平均寿命という言葉を口にしていますから、寿命を語る上で外すわけにはいきません。

平均寿命の定義を簡単に説明すると「ゼロ歳児の平均余命《よみょう》」です。

ここで不思議な言葉が出て来ました。平均余命というのは、その人があと何年生きられるかという「期待値」だとお考えください。

日本人男性の平均寿命が七九・九四歳（厚生労働省による二〇一一年統計結果）、同じく日本人女性の平均寿命が八六・四一歳（同）。ここで発表される数字に私たちは振り回されているというわけです。

前述したように、個人によって生きる長さは違います。そもそも平均値を出したところで、国家統計上、つまり人口動態の推移という統計結果のひとつの目安にはなっても、その平均値は、私たちが生きていく上でのオールオーバー（全面を覆った状態）でもなければ、人生における指針でもありません。

世界的に見て、「日本人は平均寿命が長い」とか、「世界のランキングでいつもトップクラスだ」とか、メディアは視聴者の興味を引きたいがためにいろいろと騒ぎ立てますが、それに一喜一憂する必要はないのです。

平均寿命を基準として、どこかの男性が「自分は五五歳だから、あと二四年は生きられる」と考えているとすれば、それは医療的には間違いです。一年後に病気で亡くなっているかもしれないし、逆に三〇年以上生きるかもしれません。

「平均寿命までまだそんなに時間があるのか、だったら好きなことをやるか」と極めてポジティブに解釈できるのならいいのですが、「あと二四年は生きられるはずなのに自分はがんになった、このままだと平均寿命まで生きることができないかもしれない」とネガティブな方向で考えてしまうのは問題です。まるで自分が不良品であるかのような思い込みは無用です。

これが統計という数値の生み出す「功罪」です。功も罪もあるというわけです。

単なる統計上の平均値ですから、寿命に執着する理由はまったくありません。執着は錯覚をもたらしますので、自分が勝手に抱いた錯覚どおりにことが運ばないと、「なぜ自分だけが」と悪くもない自分を責めるだけになってしまいます。そんな日々は時間のムダです。

人生は命の長さではありません。

命の長短こそ私たちの人生の価値を決めるものである、と理解している方がいるとすれば、それはとても残念です。

寿命とは「この世でのお役目を果たす時間」ではないかと、私は感じています。

お役目は人それぞれです。

私たちはそれぞれにお役目の内容が違いますから、それを果たす長さ、つまりそのお役目を終えるまでの時間もそれぞれで違います。人生は命の長さではないという言葉の真意はここにあるのです。

私たちの人生は似たものがふたつとありません。

似ているように見えるけれど、よく見ると違うものばかりです。七〇歳で亡くなったふたりの人間を「ともに七〇歳まで生きました」とひとくくりに考えるような人は、おそらくいないと思います。

生まれ育った環境、性格・性質、得意・不得意、学生時代、キャリア、趣味、恋愛・失恋、結婚・離婚、浮気・不倫、退職・転職、独立・起業、第二の人生、友人・仲間、晩年……多くのキーワードでひも解いていけば、同じ年齢で亡くなったふたりの人間が、いかに個性的な人生をそれぞれ歩んで来たかは明白です。

亡くなる状況も人それぞれです。

幼稚園や保育園に上がるまえに幼くして亡くなる方もいれば、一〇〇歳を超えて亡くなる方もいます。

がんを発症しても一五年以上生きて亡くなる方もいれば、脳卒中や心筋梗塞で突然亡くなる方もいるし、事故で数日間意識がないまま亡くなる方もいます。

長年、数え切れないほどの患者さんを看取って来たひとりの医師として言わせていただくと、同じような病気、同じような事故でも、亡くなり方は本当に違います。

私たちがつい見落としがちなもの、それは「長く生きる」という量の問題でなく、「いかに生きるか」という質の視点です。生きた長さはあくまでも結果だと思いたいものです。

生物学的な見地でとらえた「平均寿命」や「平均余命」という言葉に振り回されることなく、**今回の人生（今生《こんじょう》）をいかに生き切るかという視点を持つことが大事だと私は思います。**

また、「この人生を自分がどう考えるのか、どんなふうに生きると楽しくなるのか」。大切な視点はここにあるのではないでしょうか。

私は常々、**私たち人間の本質は魂《たましい》だと感じています。**

肉体はこの世界で魂が活動するためにお借りした貴重な道具（着ぐるみ・乗物）であり、このふたつを「どちらも大事なもの」と考える視点こそ、充実した人生を送るための大前提だと思うのです。

本書では、意識の持ち方から魂や肉体の磨き方に至るまで、これからの社会を担う若い皆さんにできるだけ幅広く提案できればと考えています。

だからと言って、よく見受けられる現役医師が勧めるさまざまな健康法や、啓発家が勧める自己意識改造などといった、いわゆるハウツー的なことは提案しません。なぜなら私自身が好きではないからです。

読者の皆様が「中今《なかいま》」を生きられて、振り返ってご自身の「ご縁」に感謝でき、「お役目」を実感できる時が来ることを心より願っています。

矢作直樹

目次

第三章　健やかに生きる
～健全な精神と大事な身体に感謝を～

第四章　社会における私たちのお役目について
～ご縁があるからこそ、思いは実現へと近づく～……129

第一章　寿命とは「魂を磨く期間」でもある

～人生を生き切るための三つの言葉～

助かる、助からないの分かれ目

のっけから身も蓋もないことを書きますが、医師というか医療というものは、すべての患者さんを救えません。当たり前の話ですが、助かる患者さんもいれば、助からない患者さんもいます。

救急という現場が長いからそう言うのだろうと思われるかもしれませんが、その認識は少し違っていて、国内で医師免許を持ち、開業医か勤務医かという就業形態は別にして、医師として働いている人ならば、おそらくほとんどがそのように感じていると思います。

「患者さんが助かる、助からないの分かれ目はどこですか?」と、医師という立場上、さまざまなケースで質問されることがありますが、正直言うと誰にもわからないというのが真相でしょう。

私が確実に言えること、それは助かる人と助からない人がいる、それだけです。

普通の医師は、「救っている」とか「助けてやっている」と考えてはいないと思います。

たしかに医師という職業は「人の命にかかわる立場」ですから、病気やケガを治癒して感謝されるという風景を想像される方もいらっしゃるかもしれません。しかし、それは仕事でやっている以上は当たり前で、実際の感覚としては、目の前の患者さんの診断治療に没頭してほかのことは考えていないといったところです。

現在の職場に至るまで、私自身、これまでいくつかの病院に勤務しました。そこでは、私は「この人を救うのだ」と頭で考えて治療にあたったことはありません。自分や自分の所属する医療チームが救っているなどとは思っておらず、決められた診断プロセス、その診断結果に応じた治療をする、ただそれだけの話なのです。

その人のエネルギーはどちらを向いているか?

最近は『ＥＢＭ』（エビデンス・ベースド・メディスン）という言葉が広がってきています。エビデンスというのは「科学的根拠」のことですが、ＥＢＭは「科学的根拠に基づく医療」と訳されています。現場の医療スタッフはＥＢＭに準拠できるものについてはこれに従いつつ、そこに経験的に積み上げられた医療データをフル活用しながら常に最善を尽くす、ただそれだけなのです。もちろん、このEBMが積み上がっていないことは多々あり、しかもEBMの内容自体が時とともに更新されていくものですので決して金科玉条《きんかぎょくじょう》（黄金や珠玉のように善美を尽くした法律や規則）というわけではありません。

紋切り型にこのように書くと薄情な医師だと思われるかもしれませんが、それには私なりの理由があります。どんな状況であれ、最終的に助かるか助からないかは予見できない部分があり、そこには本人の「生きようとする意欲」が関係しているように思える場合もあるからです。

その場で施される治療が最善であるかどうかはわかりませんが、その時にできる限りのことをした上で、最後は患者さん本人が、

「まだ生きようとしているかどうか」

つまりその人のエネルギーがこの世を向いているのか、それともあの世を向いているのか、どちらに向いているのかで、予後が変わってきている面があるように思います。

だからこそ、医療者としてはその場の状況で最適な行いをするよう努力します。「経験不足なので」と逃げ腰になるわけにもいきません。蘇生行為ひとつ取っても、手早くしないと心停止したまま患者さんは戻って来ません。

もちろんデスクワークや勉強もしなければいけないわけですが、それでも人間の身体《からだ》の中身というのは実際に見てみないとわかりません。

教科書や専門書を読んで勉強しただけでは実践的ではないこともあるので、そこはできるだけ現場の場数を踏んでフィードバックを増やす必要があります。頭で考えるほどシンプルではありません。

すべての患者さんを救えないことは現実ですが、それでも医療はあがきます。

小さなクリニックに総合病院と同等の治療レベルを求めるのには無理がありますが、総合病院なら各専門医が横断的にチームを組み、セーフティネットを張ります。できるだけ頭脳の数を増やして取り組むわけですが、そのためにもより現場経験のある医師のリーダーシップが必要とされるのです。

最善を尽くすという言葉の意味

救急現場ではひとつひとつの判断がスピーディに求められます。というのも、迅速に対応しないと、次の医療ステップが踏めなくなるからです。

その現場で、医師や医療スタッフが対峙しなければならないものは、患者さんをどう治療するかという課題だけではありません。患者さんのご家族との対応もあります。

「先生、うちの主人は助かりますか？」

「もちろん最善を尽くしますが、容体が急変する可能性があります。ある程度の覚悟をお持ちになっていただく必要があります」

「……どうかよろしくお願いします」

こうしたやりとりは、全国どこの病院でも交わされます。深刻な状況であるほど、医師は家族に最新情報を提供する義務があるわけですが、それでも自分の身内の状況を理解できない家族はいます。

「最善を尽くす？　当たり前だろう！　なんでもいいから、とにかく助けろ。あんたたちは人を助けていくらの商売だろう？　違うのか？」と言い寄られてしまう場合もあるのです。

私たち医師がほかの現場、つまり医療現場以外の世界を知らないのと同様に、私たちが毎日いる現場はやはり一般の人には理解しにくいでしょう。最近ではテレビや映画、それに小説などエンタテインメントの世界で医療現場が描かれていますが、現実はかなり違います。活字を読むとか映像を見て理解できるほど単純ではないのです。

それでも娯楽という世界で医療が取り上げられるのは悪いことではありません。希望を言えば、テレビや映画の画面にもっと解説というか、視聴者の理解が深まるようなナレーションがあるといいでしょう。

医療現場の状況が「いかに複雑であるか」は、私自身が身に沁みて理解していますから、一般の人にすべてを理解してもらえるとは思いません。

さまざまな状況で救えない命もたくさんあります。だからせめて「現場は複雑なのだ」という点だけでもご理解いただければ、さまざまなコミュニケーションが円滑になります。これは事実です。

ひとりひとり違います

実はこれは、特に若い医師たちに持ってほしい理解です。

どういうことかと言うと、先ほど「教科書や専門書を読んで勉強しただけでは実践的ではないこともある」と書きましたが、人間の身体を実際に見た時に驚く若い医師がいるのです。彼らがなぜ驚くかというと、身体の中身が人によって違っているから。身体は人それぞれ少しずつ違います。「教科書と違います」と驚く若い医師に「そうだよ」と答えると、理解不能だと言わんばかりの表情を浮かべます。

神様のいたずらか自然の産物かはわかりませんが、私たちの身体は一様ではありません。生まれつき、障害などの形でそれがわかる人もいれば、緊急の手術で初めてわかるケースもあります。

例えば椎骨《ついこつ》というのがあります。脊椎骨《せきついこつ》とも呼ばれ脊柱《せきちゅう》を構成する骨です。上から頸椎《けいつい》、胸椎《きょうつい》、腰椎《ようつい》、仙椎《せんつい》、尾椎《びつい》で構成されていて、そこには椎体《ついたい》と呼ばれる椎骨の主要部に相当する骨があるのですが、これが一本多い方も時々います。思わず呆気に取られている若い医師もいます。

さらに彼らが驚くのは、内臓の位置が左右反対になっている人です。「内臓逆位《ぎゃくい》」と言います。「人間は皆違うのだ」という事実を、科学という現場で知るいい機会です。ただしヘテロタキシー（内臓錯位《さくい》）と呼ばれる状態、これは心臓などひとつしかない臓器、つまりもともとが左右対称になり得ない臓器が逆になっている状態ですが、こういうケースはちょっとややこしい状況になることが多いのです。

いかに複雑かという理解そのものは、難しそうに見えて実は単純なのですが、例えば同じ病気であるのに、あの人は助かった、うちはダメだったと単純に考えてしまうような場面で、大きな誤解が生まれがちです。

先述するように、人は皆違います。骨や内臓の話はあくまでも例えですが、人は気質や外見だけでなく中身までも違うのです。同じ病気になっても免疫力が違います。それまでの生活習慣も食生活も職歴も通院歴も、当然ながら違います。

買った時にはピカピカの新車でも、一〇年間乗った結果はかなり違います。人間は自動車なんかとは比べ物にならないほど部品の数が多く複雑です。その事実を踏まえると、

あの人がどうだと自分と他人を比べることに意味はありません。私が理解してほしいのはまさにこの部分です。

「加齢と病気は紙一重」という事実

だからと言ってはなんですが、「医師にかかればなんとかなる」、「病院に行けば絶対に治る、絶対に大丈夫だ」と考えるのは、どうかなと思います。そこに希望を持つことは有意義ですが、希望が叶わない場合もあるからです。

ダメな状況にわざわざ意識をフォーカス（集中）する必要はありませんが、私たちに必要なのは、「なるべく生命の維持に努力する」という気概を持つと同時に、ダメだった時のことも考えておくという幅広いスタンスを持つことだと思います。治るに決まっていると考えていると、仮に治療できないという状況に立った時、そこには絶望感しかなくなるからです。

そもそも私たちは加齢現象で老いていきます。

特に年配者の病気は、それが明確な病気なのか、それとも加齢現象なのか、わかりにくいことも多いのです。若い人のケースのように明確に病巣が見えてピンポイントで治療にあたれる状況と違い、加齢（老化）のペースをチェックしながら無理な治療を施さず、静かに終わっていくほうが幸せな場合もあります。

これは「終末期医療」（ターミナル・ケア）と呼ばれる、これから需要が大きくなる領域の一環でもあります。

先ほどの話ではありませんが、もちろん幸せの定義も人それぞれです。どんなに苦しい思いをしてでも「自分にとっての幸せは生き続けることである」と考え、最後の最後まで死にたくないからと辛《つら》い治療を望まれる方もいます。どれを選ぶかは、私たちが皆生まれながらに持っている自由意思です。

そしてどういう状況を望んだとしても、覚えておいてほしいことがあります。

それは**「加齢と病気は紙一重」**という事実です。

がんという病気をとっても、若い時に発症したのであれば治療を急ぐ必要がありますが、七〇代や八〇代での発症は全般的に代謝率が低いこともあり転移も遅いもの。がんで亡くなったのか、それとも加齢現象の結果として亡くなったのか、よくわからないことも多いのです。

年を取りながら身支度を整えましょう

私たちには加齢を止めることができません。

「アンチエイジング」という言葉が流行り、テレビや雑誌の広告に取り上げられる時代となりましたが、エイジング（加齢）は誰にも止めることができません。それは生物としての宿命であり、生まれたなら必ず朽《く》ちる時が来ます。

アンチエイジングに関しては若い人も興味があるようですが、むしろ「もう必要ないのでは」と思われるような高齢者で熱心な方々もいらっしゃいます。

医師が「どこも悪いところはありませんよ」と告げても、「そんなことはないと思うから、いろいろと調べてほしい、探してほしい」と日参して切り返す老人パワーには圧倒されますが、こんな時には仏教で言うところの「無明《むみょう》」という言葉が頭をかすめてしまいます。無明とは最も根本的な煩悩《ぼんのう》であり、真理に暗い状況、邪念が邪魔して悟れない状況を意味します。

年を取って「そろそろあの世に近づいているな」と感じたら、身支度《みじたく》を整える、居住まいや佇《たたず》まいを見直す、手仕舞いの準備に入る、これが人としての真理だと思います。

私の母も、亡くなるまえはそれまで先立った父と暮らした富士市の家を置いて弟の住む相模原に越してきて「立って半畳寝て一畳」という形容がピッタリ来るような一間の賃貸アパートでひとり暮らしをしていました。部屋には本当に何もありませんでした。さすがに不便じゃないかと言うと「別にいいのよ、困らないから」と笑っていた母は、最期まで実に気楽に暮らしていました。

あと、「自分の意識が身体バランスを常に左右するのだ」という事実も、頭のどこかに置いてください。

どんなに病院に通っても、どれだけ多くの薬を服用しても、意識に負の側面が強いとひとつの病気が治ったところで、また次にどこかが悪くなります。

古来、「病は気から」と言われますが、その言葉には一面の真理があるのです。

医師が患者になすべきこと

そこで「治療の目的は寿命を延ばすことではないのか？」と誤解されてしまうと、それはそれで困ったことになります。

医師によって解釈はいくつかあると思いますが、**私が考える治療の目的は「寿命を全《まっと》うするお手伝いをする」ということです。**もちろん医療分野の専門家としてのノウハウがあって初めてそういう努力ができます。

状態にもよりますが、事故で運ばれて来た方への優先処置第一位は何か、投薬中の小さな子供の副作用を抑えるにはどうすればいいのか、その医師が置かれている専門領域や医療環境にもよりますが、置かれた場所の条件に照らしながら生命維持に努力すること……医師として仕事をする以上これは必須です。

そこに終末期、つまりターミナルケアという考え方が別に存在します。

終末期とは、救急領域では「重篤な病気や事故などで懸命（積極的）な治療にもかかわらず」、慢性期医療では「積極的な医療をしたとしても」、ともに「死を間近に控えた状態」です。

例えば九〇歳前後の患者さんがいて、その家族が「どうにか助けてください」と訴える気持ちはわかります。

長年、苦楽をともにしてきた大切なご家族です。しかし、終末期の積極的な治療を望まないという本人のリビング・ウィルがある場合や、ない場合でも状況的に終末期と考えられる状態の時に、果たして積極的な治療に踏み切ってもいいのか、という議論も現場ではあるわけです。

ご家族も、それまで「なんとか助けてください」「なんでもいいから死なすな！」と口にしていたのが、いろいろと悩んだ末、「考えてみるともういい年だね、よく頑張ったね」と受け入れる気持ちになり、その時に初めて患者さんとの〝今生の別れ〟を決意します。

これが、「寿命を全うするお手伝いをする」と述べた言葉の真意です。

医師が寿命を延ばしてくれるのかと考える方もいれば、最善を尽くすのだなと受け取る方もいるし、その時にできる範囲内でやるのかと少し消極的に解釈する方もいるでしよう。

言葉の解釈は人それぞれですから、私が「こうだ」と決めつけるわけにはいきませんが、でき得る限りのことをした上で、次の段階の治療については状況を見た上で、どういう治療がその患者さんにとって最適なのかを考える。私が考えるこの言葉の真意はそういうことです。

特に終末期医療については、医療現場でもまだこれから練っていかないといけない課題が山積みです。それ以上に一般の方々の認知も必要です。

そういう時にひとつの参考になるのが、冒頭で述べた寿命です。

しかしこれも先述したように、正確に言えば「余命」（平均余命）と使うのが正しいと思います。

寿命はゼロ歳児を起点とした数字です。対して余命は現在の年齢からどれくらいまで生きられるのかという期待値ですから、普通に社会人として暮らしている人間は余命と使うのが正しいのです。

寿命とはお役目を果たす時間

言葉の定義ひとつ取っても、世間では誤解が正解の顔をして歩いている時もありますから、あまりにも複雑な医療現場の現実を誰にでもわかるように定義してくれというニーズに応えられる言葉は、恐らく皆無です。

私は冒頭で、「寿命とはこの世でのお役目を果たす時間」と定義しました。

これはあくまでも私個人の解釈です。

なぜなら「この世」と書いている段階で、この世とは「別の世界」の存在を言外に含んでいるからです。普通の医師は自著に魂の話など書きませんから、この言葉は「あの世」と呼ばれる私たちとは別の世界（他界）を理解・解釈する立場に立つ私自身の個人的定義です。

だからこそ私は、

「人生は命の長さではない」

「生きた時間、存在した時間が長いのか短いのか、そういう短絡的で二元論的な思考では判断しないでほしい」

と、折に触れて書いたり話したりしているわけです。

どんな年齢で、どんな状況で亡くなった方にも貴重な〝お役目〟があると私は思います。

そのお役目は、私たちが暮らすこの世界において、その人自身がまさに果たすべきお役目でした。そうでなければ、不慮の事故や幼くして亡くなった方々の使命の意義がつかめません。

幼くして亡くなろうと、若くして亡くなろうと、事故で亡くなろうと、事件で亡くなろうと、その人にはその人なりのお役目があり、家族や周囲はありのままのその人自身を認めてあげることが必要です。

そういう視点で考えると、治療が単に寿命（余命）を延ばすことだと考えることは無理があるし、最善を尽くすという医師の言葉はその人のお役目に対する最大限の尊重ではないかと私は感じます。

本来の生活へ

治療がうまくいくか否かは、本人の真面目度（本気度）が影響します。

例えが極端になりますが、アルコール中毒や覚醒剤中毒などに代表される依存症の方々は、ちょっと厄介です。本気で治そうという思いが弱いというか、自分自身の状況を理解していない向きが強いのです。

何度も何度もやめては戻り、やめては戻りを繰り返す人の中には、依存症だと気づいているけれど感情面でどうしようもない闇を抱える人もいれば、そもそも自分が依存症であることに気づいていない人もいます。しかしどちらにせよ、その依存症を脱却しないと本来の生活に戻れないことはたしかです。

その意味で、やはり本人の誠実さが求められます。自分がこの世に生を受けて、家族や友人に愛されて慕われて、自分はそうやって生きて来た、誰もが社会的な生き物であり連帯して生きているのだと気づいて本気になってほしいものです。

もはや国民病とも言われる糖尿病の治療の基本は「食事と運動」です。でもたったそれだけのことができない人がたくさんいます。食事と運動でダメな時に薬を服用するのが本当は正しいのですが、もちろん薬が全部治してくれるわけではなく、最後はその人の本気度によります。そして悪化すると命を落とします。

また、どうしてもたばこを吸う人がいて、その人を調べると肺が慢性閉塞性肺疾患（慢性気管支炎、喘息、肺気腫など）になっている、あるいは悪性の腫瘍がいくつもある、でもたばこは吸い続けたい、さらには「先生、再生医療でなんとかしてよ、それで良くなれるよね？」と言います。これでは悪化することはあっても根本的な改善は望めないし、本人も何かの学びを得ることができません。

たばこも酒もギャンブルも、やらないに越したことはありませんが、治療はそれをやめるいい〝きっかけ〟でもあります。自分の身体から警告が出ているからです。

大切なのは他力本願にしないこと。本人の真面目度がどこまでも結果に正比例します。規則正しい生活、慎ましい食事スタイル、頭がすっきりする睡眠、適度な運動、適度なコミュニケーション……ストレスがなくなる生活はシンプルなものです。

人生を生き切るための三つの言葉

生きるということは、毎日を「生き切る」ことだと思います。

勘違いしないでほしいのは、これは毎日を忙しく、慌ただしく駆け抜けるというイメージではないということ。

これに関して私の頭には常に三つの言葉があります。

・**緩急自在**《かんきゅうじざい》

・**融通無碍**《ゆうずうむげ》

・**審美眼**《しんびがん》

緩急自在というのは、「その状況に際して自分が思うように操ることができること」です。プロ野球の試合において、変化球などを駆使するピッチャーに関する解説でよく登場する言葉です。

緩急自在という感覚を手にできると毎日のちょっとした変化に迅速な対応ができるだけでなく、急速な変化にも怖気《おじけ》づくことなく対応できます。

いつもあくせくするのではなく、緩急自在で過ごす。人生、山あり谷ありですから、縮める時も緩める時も必要です。

融通無碍というのは、「囚《とら》われることなく伸び伸びと自由なこと」です。一定の常識や考え方に縛られずに自由に発想する、滞りなくスムーズにいく様を、一般的には融通無碍と言いますが、仏教ではそこに「調和の美学」が入ります。

ひとつひとつは自由でありながらも、同時に全体を構成する（融《と》け合っている）という発想です。

この融通無碍という考え方は私たちの世界を象徴しています。

この世に生を受けて以来、私たちは個人として好きなように生きていますが、しかし全体という名の社会の構成員でもあります。ともすれば気持ちが揺らぎ、そうした意識が希薄になる時もありますが、事実は変わりません。

審美眼というのは、「見分ける能力」です。

建築物や芸術作品などに対する評価の言葉として使用されていますが、本来、この言葉は見た目の良し悪しを言うのではなく、「事の本質を見抜く」ことを意味します。見分けるという意味以上に、見抜くというニュアンスの強い言葉です。古来の日本人がしっかり身につけていたものです。

例えば不正なことや不道徳なことをしてまで自分の目的を達成しようとする経営者や会社員らに対して、世間からは「卑怯者」とか「金の亡者」などという言葉が投げつけられますが、こうした状態は、まさに経営者や会社員らの審美眼が欠けた状況を意味します。

一生懸命になれるもの、それこそが天命

この三つの言葉には人生をいきいきと一生懸命に楽しむエッセンスがあります。

そのエッセンスの中には、私たちが普段はそれほど意識しないけれど、時々、自分の中でムズムズと動き出す「使命（ミッション）」という言葉も含まれます。

使命というのは、正確には誰もわからないと思います。もちろん自分で天命を受けたと理解して芸術家のように、良い意味でなすがままに生きられる人もいるでしょうけれど、大方の人はそうではないと思います。死ぬまで、何が自分の天命だったのかがわからないのが実際かと思います。

でも、自分が取り組んだ仕事、事業、プロジェクト、あるいは家庭における夫婦や親子関係、友人関係などに至るまで、何か一生懸命になったものは天命と言えば天命なのでしょう。なぜなら、自分が一生懸命になれるだけの時間とエネルギーをそこに「与えてくださった」のは天（のおかげ）だからです。

一生懸命になれるもの、きっとどなたもお持ちだと思います。

私はそれこそが、私たちひとりひとりに与えられた天命だと思います。自分でしっかりと感じてみてください。

もし天命という言葉に抵抗があるのなら、それを「夢中になれること」と単に言い換えて構わないと思います。それこそが自分のお役目ではないでしょうか。

何かに夢中になっている時間はほかのことをいっさい考えません。だから「夢中」と呼ばれるわけですが、そのことを自分と一体になって感じてください。そしてそれは「中今《なかいま》」という言葉と密接な関係があります。

中今は神道の歴史観を体現している言葉ですが、時間の中心点に相当します。中今は「今ここにいるのだ」という感覚であり、それは過去でも未来でもない、現在の自分が大事、現在の振る舞いが大事、現在の気持ちが大事という、あくまでも現在の重要性を表わす言葉です。

今現在を生き切ること、つまり中今を感じながら楽しむことこそ、私たちに与えられた天命であり、ひとりひとりがどういう価値観でそれを具現化するかというのが個人の使命だと私は感じます。

仏教、中でも禅宗では「刹那《せつな》」という言葉がよく使われます。ネガティブな意味で解釈されている向きもありますが、刹那は今この瞬間を体現する中今と同義。中今や刹那は、いわば「一期一会」ということです。どんな宗教や宗派の教えであれ、私たちがこの世界で生きる上で必要なことは同じなのです。

誕生から逝去まですべてに意味があります

寿命というのは、その人がお役目を果たす時間ですが、**同時にその人が「魂を磨く期間」でもあるのだと思います。**私は通常、それを〝学び〟と呼んでいます。

先述したように、お役目を果たす時間は人それぞれですから、その長さはわかりませんが、「魂を磨く期間ですよ」と言われると、もっとわからないかもしれませんね。そもそも「魂なんてあるの?」と首をかしげる方もいらっしゃると思いますが、そういう方には、「魂」という言葉は、「私たちの本質」を魂という言葉に置き換えて表現しているのだ、いわば方便なのだと考えていただいても構いません。

YouTubeで生来盲目のピアニスト辻井伸行さんが2歳7ヶ月の時にお母様の歌に合わせて子供用ピアノを弾いている動画を見ました。

このような「天才」を見ると、脳の機能の優秀さだけではとうてい説明できない、それを動かしている「魂」の非凡さを感じざるを得ません。まさにモーツァルトの魂が転生したかと思うくらいです。

魂は私たちの本質ですから、それをどれくらいの時間をかけてどのように磨いているのかは見えません。さらに見えては困るものだとも感じますので、そこはあまり深追いせず、私たちは一生懸命になれるもの、夢中になれることに取り組むべきだろうと思います。そうは言っても、自分の身内や親しい人が亡くなった、そこにはどんな背景があるのだろうと考えることは誰にでもあります。

中でも幼くして亡くなったお子さんの場合には、そうした気持ちが一層強いでしょう。ではこの場合も本人のお役目、そして学びとして幼くして亡くなったのかと言えば、お子さん本人ではなく周囲への影響もありますので、本当のところは私たち人間には断定できません。赤ちゃんの段階ではその親御さんへの強い気づきを促すというミッションがあるとも言われます。

それらを踏まえて言えること、それは私たちの誕生から逝去に至るまでのすべてに意味があるという事実です。ただひとりの例外もありません。そこに意味を感じることが大事なのです。すべてに意味があるという言葉をなおざりにすることこそ無明であると私は強く感じます。

今生のお役目を終えた私の弟

本書を執筆中の二〇一三年九月中旬、たったひとりの弟（矢作薫）が他界しました。五六歳でした。すでに両親ともに他界していますから、これで私はひとりになりました。その前月の八月初旬、一年以上ぶりに弟から連絡がありました。お互いにいい年齢となり、たったふたりの兄弟でありながら頻繁に会うことも連絡を取り合うこともなく、それでも互いに元気で暮らしているのだろうと思っていました。

しかし電話の向こうの弟はちょっと状況が違いました。

「どうも末期のがんらしい」

近所のクリニックでそのように言われて総合病院に紹介され診断のための一連の検査を受けるところでした。これらの検査の結果を持って急いで東大病院に来るよう伝え、すぐに腹部超音波検査をした結果、大きく膨れ上がった肝臓はほとんどがんに占められ、やはりどうにも手の施しようがない末期状態と判明しました。弟はここでの治療を望まず帰っていきました。

その後、自宅で時を過ごしていましたが、いよいよ呼吸が苦しく身の置き所のない苦しみにまったく睡眠が取れなくなりました。そこで本人の了解を得て友人の勤める病院で緩和医療を受けることにしました。

がん末期の治療ポイントは緩和です。それまでの苦しみが劇的に和らぎ、まさに在宅に移れそうなところまでいきました。最期は肝不全のために、私への連絡から一カ月と少しあと、弟は静かに他界しました。長患《わずら》いしなかったことが、せめてもの救いだったかもしれません。

教師だった弟は一〇代から陸上競技（長距離）を続け、親の葬儀の時にも「ちょっと走って来る」と言うようなスポーツマンでした。幼い頃に風邪で医院へ行って以来、一度も病院に行ったことがないような健康優良児だった弟でも、最期は老衰というゴールを手に入れることが叶いませんでした。

五六年という期間が長いのか短いのか、寿命として十分なのか、余命としてはどうなのか、私にはわかりません。でもこれだけは言えます。**スポーツを愛し、妻を愛し、家族や社会とともに歩き続けた「弟」という魂に今回の人生で与えられたお役目は、そこ**

で終了したのだと。

私たちは何度も生まれ変わっています。次回に弟（正確に言えば弟の魂）が転生する時には、今回とはまた違うお役目や学びがあるのだろうと思います。

寿命を気にすることはありませんよ

ミッションは正確には誰にもわからないと先述しましたが、「私たちが使命を持っていること」、「使命はひとりひとり違っていること」、このふたつはたしかだと思います。だから「私の使命とは？」と深刻に考えず、「自分にも使命がある」くらいにゆったりと考えることをお勧めします。

自分が今この世界で生きていることに感謝しながら夢中になれることに取り組む、それだけでいいのです。実はそれこそ神の計らいだったのだと、私たちは死後に知ることになるでしょう。

人生は有限です。私たちはそれぞれ命の期限を迎えると、私たちの本質の本籍地であるあちらの世界（あの世）へと還《かえ》ることになりますが、それはあくまでも「その回の人生が終了」ということであり、私たち自身が消え去ってしまうわけではありません。

つまり「人生は有限」という言葉は、唯物史観《ゆいぶつしかん》（肉体が滅んだら何もかもなくなる）的な視点ではなく、その回の人生はこれくらいの長さですよ、という意味での有限です。肉体の死は今回のお勤め期間が終了しましたよ、という合図です。

このように書くと、だったらお勤め期間がもっと長ければいいのになどと、当然ながらそういう議論も出て来ると思います。

あの世に戻りたくないからという意図で生まれた発想ではありませんが、世界中で再生医療をはじめとする「長寿生存」を見据えたプロジェクトが盛んです。アンチエイジングという健康食品ブームもこの一大潮流から生まれた流れです。

アンチエイジングに夢中になっている方々に水を差すようで申し訳ないのですが、やはりどんなことでもやり過ぎはいけません。もっと若返りたい、一〇〇歳どころか一五〇歳、二〇〇歳まで生きたい――そう願う人が大勢いるのは理解しますが、有限だからこそ懸命に生きようとする、己の加齢に応じて佇まいや居住まいを直す、それが人生における美学ではないかと私は感じています。

限られた時間を過ごしながら肉体死を迎えてあちらの世界へと戻り、また時間をおいてこちらの世界へと転生し、そこでまた違う人生を歩きながらいろいろ学ぶという生死を繰り返しながら違う人生を経験する。そんな仕組みこそ最適なのだと感じます。

そんな事実を踏まえて考えると、私たちが寿命を気にして生きるということに、それほど意義がないことがわかるかもしれません。

第二章　私たちの魂は死ぬことがない

～身体は「天にお借りしている」ことを知る～

病気になりやすい私たちの生活スタイル

寿命は気にしない、気にならないとしても、誰しもやはり気になるのが病気のことでしょう。どうしても年齢とともに病気になる度合いが高まります。

先述しましたが、そもそも病気は加齢現象と不可分です。

その現象が病気なのか、または加齢から来る生理的なものなのかという点については、医療現場でも線引きが必ずしも明確にできるとは限りません。

人間は年を取ると、次第に身体中の水分量が減少し、バランスが崩れ、例えば関節であればそれを支える組織や軟骨が弱くなります。あるいは骨粗鬆症《そしょうしょう》に代表されるように骨自体もスカスカになり傷みやすくなるとか、骨が曲がるといった身体機能不全が出てきます。

その場合には医師がどう判断するかというと、日常生活に不便が出るのかどうかという視点で見ています。「それは加齢ですよ」と笑って言いっ放しの医師もいると聞きます。そう言ってしまえばお互いに楽かもしれませんね。つまり加齢現象だから、特に何もしなくていいものがたくさんあるというわけです。肉体は万能ではありませんから、一度も死なずに数十年も人間をやっていれば、どこかにガタが来るのです。

似たところでは、ちょっと具合が悪い、熱がある、節々が痛い、これをウイルス感染による風邪と見なすのか、それとも精神面でのストレスから来るものなのか……結果としては、症状で見分けて判断されますが、ではストレスというのはすべてが病気なのか、そうではないならどこからが病気でどこまでは病気ではないのか、そういう線引きは曖昧《あいまい》です。

現在の医療界の線引きでは、先天性のものから加齢が進み、老化現象として生じる高血圧や動脈硬化などという結果に至るまで、幅広く病気として分類されています。

後者は食事、運動、生活リズムの規則性など主に生活習慣から来る病気と位置づけられますが、そのベースにある要因は加齢による老化とも密接な関係があります。しかし同時に食生活で体質が変化して糖尿病や高血圧などが改善することも事実です。

高齢者のがんも、がんということで病気に入れられますが、これも実は加齢という中で生じる変化だと思います。

そう言うと怒る高齢者がいるかもしれませんが、そもそも私たちの肉体を構成する細胞の先行きは、
①そのまま、②死、③がん化、④変性
この四つしかありません。

細胞は時間が経てば、そのどれかになるわけです。高齢化に伴うがんは自然の成り行きと言えます。

明らかに加齢による現象を除くと、病気というジャンルも、
①先天性、②体質によるもの（生後に発現してくるもの）、③一時的なもの（感染症など）
大雑把にはこの三つに分かれます。

噛み砕いて言えば、生まれながらにして付き合うもの、成長するにつれて出て来る偏りで付き合うもの、何かの原因で不調になってしまう一時的な付き合い……そんな感じです。

ただし、そこでまた分類されるのが「致死率」、あるいは「②体質によるもの」のカテゴリーにおける、〝なりやすい人〟と〝なりにくい人〟の差です。

致死率に関して言えば、先天性の病気や体質による病気では死ななくとも、一時的な感染症で死ぬ人がいます。体質によるものでは、例えば高血圧になりやすい人、糖尿病になりやすい人、がんになりやすい人などがいます。先天性のものを除いて病気は遺伝因子、環境因子、心的因子などが関係すると考えられます。

人間の身体設計図は緻密ですので、どの負荷がかかると何を発症するのか、そこに至るプロセスが完全にはわかりません。

どこにどんなスイッチがあるのか、そのスイッチがどうしたらオンになり、どうしたらオフにできるのか、それも医療の課題です。

ちなみに、私たちが日常服用する一般的な薬にも環境因子としての要因があります。時にはパチリと余計なスイッチを押していることを頭に置いてください。私たちの生活スタイル自体が「病気になりやすいスタイル」になっている事実は否めません。

ストレスについて

先天性のものや加齢によるものは別にして、私たちが**「自分で自分を病気にしているところも大きいのだ」という事実には向き合う必要があります。**

私も経験がありますが、まだ体力的に無茶ができる時期というのは本当に自分の肉体のことを考えないものです。

ボロボロになるまで、限界まで仕事をしようとしますが、それと引き換えに失うものも出てきます（人によってさまざまですが）。

その仕事を好きでやっているのかどうかは別にして、まず精神的・肉体的なストレスを軽減することこそ、私たちがやるべき作業です。生活サイクルが乱れることによる不摂生は、私たちが知らないうちに習慣化されます。

よく精神的なストレスと肉体的なストレスのどちらが辛いのかという議論がありますが、どちらもよくありません。

まず、精神的なストレスは本人の中にしこりとして残ります。トラウマ化してしまうケースもあるし、ひどくなると外出や人に会うことすらできなくなります。

精神的なストレスがなぜ辛いかと言えば、その最たる要因は「人と共有できない」からではないでしょうか。私たちは誰かと何かを共有することで心休まり、日々生活しています。

共有することで安心するとか、楽しいとか、頭に来るとか、そうした感情面での一致を見つけることで気持ちを落ち着かせているというわけです。仕事に没頭するのはある意味で頼もしいのですが、時に自分を過度に追い込んでしまうこともあります。

あまりにも厳しく自分を追い込んでしまうと「なぜ周りは自分を理解しないのか？」「なぜ自分は評価されないのか？」などと自意識が過剰となり、やがて周囲が見えなくなります。

その結果、自分と周囲が大義や目的を共有できなくなってしまう。精神的なストレスは、まさにそんな状況で生まれます。

ここでちょっと考えてください。

話を聞いてくれる人はいますか？

心休まる場所はありますか？

家庭は休み場所になっているでしょうか？

心を病んで来る患者さんを見ているとどうもこのへんに問題があります。こういう時には人間関係がものを言うので、やはり普段の積み重ねが必要かと思います。

一方、肉体的なストレスも「人と共有できない」ところは同じですが、こちらは確実に身体に負荷をかけます。

肉体的なストレスを我慢する、精神統一で乗り越えるという発想は理解しますが、実際にそのストレスを自分が体験すると様子は違います。

私は医師になって最初の二年間、二百回の完全徹夜を含めて平均睡眠時間二時間余りという生活をしました。

世の中には極端に短い睡眠しか要さない人がいます。一方、私は学生時代普通の睡眠時間を必要としていました。それがいきなりこのような無理をしたところ、体力の著しい減退をきたしました。今から思うとよく生きながらえたなと思います。

医学部最終学年に始めた自転車で、石川県金沢市の下宿先と東京の実家とを糸魚川・

松本・塩尻峠・笹子トンネルを経由して、当時片道五百キロの道のりを通いました。休憩（この当時は大食いで、いつも三か所でのんびり休憩して大飯を食べていました）も入れて十七時間ほどでカバーしていましたが、卒業二年後には、金沢からより六十キロ短い東京〜富山間を二十時間余りもかかるようになってしまいました。

この状態は、近年も同じくらい（平成二十年四月、東大病院〜ＪＲ名古屋駅までの三九二キロを一七時間、同年五月、東大病院〜ＪＲ大阪駅までの五七七キロを二八時間余）なので、まさに意図せずに老いの先取りをしてしまいました。わずか二年の間に身体的能力としては最大筋力が半分強、トップスピードを維持できる時間は二〇分の一まで落ちていました。

以後、多少のランニングなどを続けてきましたが、とうとう二度ともとの元気な体に戻ることはありませんでした。

筋肉は、適切な睡眠により出る成長ホルモンにより維持されます。当たり前ですが、適度の睡眠は健康の基本です。あるレベルを超えて無理をすると、私のように体力が回復不能になります。

なお、私自身は心身のストレスとなる状況について、できる限り意識しないようにし、またその状況から抜け出して快適な状況にいる自分を想像するようにしています。もちろん間違ってもなぜ自分がこんなことに……と悲観的になったり……など、他人と比較するといったストレスを悪化させるような思考は禁物です。

一見辛い経験もきっと意味がある、楽しい、「人生万事道化芝居」と思えるようになったら最高です。

その原点は、小学校三年生の時の冬のある日に道路を横断中に車にはねられて頭を強く打ち入院した時です。

病院のベッド上で意識が戻った時に回転性のめまいが何日も続いて、気持ち悪くて身の置きどころのない状態で数日ほとんど飲まず食わずでした。

その時に目を閉じて、「もう少し我慢して元気になったら友達と元気に遊べる」と、春桜が満開の校庭で友人と楽しく遊んでいる光景を必死に思い描いて耐えたのを思い出します。

自分で自分を正す方法

あえて私から言えること、それは**「どっちでもいいじゃない」という言葉を、時々でいいので自分に言い聞かせてほしい**ということです。

いい加減に思われるかもしれませんが、特に社会人として自分は頑張っていると自負している人ほど、定期的に意図して肩の力を抜く必要があります。そうでないと自分が危険な状況に追い込まれる可能性があるからです。

この言葉、実は私の母が亡くなる半年ほど前に私に対して発した言葉です。当時の私は仕事の虫でした。なぜそうするのか、自分で考えたことはありませんでした。それもかなりひどかったようで、寝る間も食事をする間も惜しんで日夜仕事に明け暮れ、東大病院で一年中寝泊りする私が（これは今も同じですが）、じきに潰れそうだなと見えたのでしょう。

「体を壊してまでやらないといけない仕事なんかないのよ」

この言葉は今でも私の頭に焼きついています。

最近は「歩きスマホ」が問題となっていますが、まさにあの姿勢と同じです。目の前のことに囚《とら》われてしまって周囲が見えなくなっている状況では、残念ながら客観的な状況判断ができません。

そうならないためには、少し力を緩め、第三者的な目を持つことが重要です。それが「俯瞰《ふかん》的な視点（鳥の目）を持つ」ということです。自分と自分の周囲を俯瞰できるようになると自戒《じかい》の念が生まれます。自戒は謙虚へとつながりますので、徐々に自分への評価も上がるのです。

自分で自分を病気にしているという事実には気がつく必要がありますが、その自分に対しては「他者の目」で見ないとわからないのも事実。歩きスマホはひとつの例えに過ぎませんが、あの姿勢は物理的にも危険です。さらに背骨が伸びていない状態ですから、健康面でもわざわざ自分から不調を招きます。そういう時こそ自戒を込めて他者の目を持つべきでしょう。

先述した「審美眼」は、そういう点でも発揮されます。

道端に平気でベタッと座り込む若い人も相変わらず増えていますが、単に背筋力がないというだけでなく、あの姿勢は美しくありません。

歌舞伎役者や能狂言師たちの立ち居振る舞いが美しいのは、まさに審美眼によるものです。単にたくさん稽古をしているからだけではなく、どんな姿勢が人として美しいのか、どんな振る舞いに美が存在するのか、どんな動きが機能バランスにマッチするのか、彼らは経験則で学んでいるのです。

日本を代表する女形の坂東玉三郎さんは、「胴体力理論」（胴体をどう使うかで運動能力の高さが決まるという理論）を大成した伊藤昇さんを慕っていたと言われています。あるいは能楽師や狂言師の上半身と脚の使い方も身体バランスにおいて参考になります。

ちょっとまえまでは、「姿勢を正しなさい」と大人が子供にうるさいほど言い聞かせていましたが、最近ではそういう家庭や学校が減っているようです。コミュニケーションにも問題があるのだと思いますが、親や教師がそれを言わなくなると若い世代はどれが美しいのかわかりません。指導すべき人が指導できなくなっている状況です。そんな状況だからこそ自分で自分を正すことが必要です。

お借りしている身体を傷つけてはいけません

私たちの身体は「天にお借りしている」ものです。

だからこそ大事に使わねばなりません。自傷行為はいけない、自殺してはいけないという理由のひとつにはそれがあります。

お借りしているわけですから、乱暴に扱うことも許されません。繰り返しますが、**私たちがお役目を果たすために一時的にお借りしているだけなのです。**

例えば、たばこをのべつ幕なし（ひっきりなしに）に吸う、必要以上に食べ過ぎる、毎日大酒を飲む、暴飲暴食で朝起きる時間も夜寝る時間も不定、ということは慎みたいものです。

健康食品やダイエットに取り組むのは自由ですが、そのまえにまず、自分の身体は天からお借りしているものであることを自覚しましょう。いろいろやるのはその次です。

先ほどの自傷や自殺は「どうせこの身体は自分のもの」と思い込んだ結果です。個別意識に偏った結果と言ってもいいでしょう。

なぜならば**私たちは魂レベルでは全員つながっている存在だからです**。さまざまな事情でそれぞれがこの世に来ています。

つまりひとりひとりがこの世に勉強しに来ていると同時に、全体はつながっているのだという事実を学ぶことが必要なのです。

傷をつけるという視点では美容整形（正しくは美容外科）にも感心しません。

大けがや先天性奇形などによる身体の機能上の欠損や変形の矯正という医療目的である形成外科とまったく異なり、審美的な目的だけで自分の身体に意図的に傷をつけるという行為が良いとは思えないからです。

もちろん、人それぞれの事情があるでしょうから十把《じっぱ》一絡《ひとから》げにはできません。どうしても気になっている部分を矯正することで長年の劣等感がなくなるという効用の大きい人もいるでしょうから。

ただ、こういう時に芥川龍之介の小説『鼻』を思い出しました。気になるところは結局自分の気持ちの持ちよう次第ということを。

自分の「本当の声」に耳を澄ます

私たちに必要なのは、身体に傷をつけることではなく、「五感」のフル活用です。味覚、嗅覚、視覚、触覚、聴覚。

これら五感を働かせて自分の「身体の声」に耳を傾けること。自分の中にさまざまな情報を入れる（インプット）、その逆に排出する（アウトプット）、これをバランス良く保つこと。そのために必要なのが五感トレーニングです。

特に都市部に住んでいると五感の力はどんどん低下します。外側から与えられる刺激が強すぎて、つい受動的になってしまうからです。そういう危機感を持つ人は、自然にあふれる田舎へと出かけます。たしかに都会に比べると自然の豊富な地方は五感が活性化しやすいと思います。

その昔、登山をやっていた頃の話ですが、ラジオをかけながら登っている人がいるのが目につきました。そもそもああいう場所に行く理由はなんでしょうか。人それぞれだと思いますが、やっぱり自然が豊富で静かだからでしょう。鳥の声や木々のざわめきに囲まれ、人工的な音が存在しないことも山登りの醍醐味ですが、そこにわざわざ人工的な騒音を持ち込むなんて、この人はいったい何をしに来ているのだろうと不思議に思いました。

五感トレーニングなどと難しいことを言いましたが、これはいつでも誰にでもできる簡単な方法です。

要は「周囲に注意を払う」ということです。

音が聞こえるとすれば、それはどんな風景から生まれたどんな音なのかを想像する。何かを味わうとすれば、その食材はどんな甘味があるのか、あるいは苦味があるのかに集中する。

注意を払うというのは「神経を研ぎ澄ます」ことでもあるのです。

こうしたトレーニングの延長にあるのが「瞑想」（内観《ないかん》）でしょう。

瞑想は無心になる、つまり「無の境地」を求める向きが強いと思いますが、そこまで行くまえには必ず、黙って音を聞く、匂いを嗅ぐ、そういう五感を開放しています。

私が自転車をフル活用しているのは、風を切る爽快感というか風との一体感があるからです。もちろんスピードの出し過ぎはいけませんが、適度な速度は実に気持ちがいいものです。その気持ち良さは文章では表現しにくいものですが、これも五感トレーニングにつながっているだろうと思います。

ひとつだけ注意していただきたいことがあります。それは五感の磨き方は人それぞれだということです。

瞑想にせよ、合うとか合わないといった個人差があります。そこに正解はありません。自転車だってあくまでも私の個人的な話です。だから自分に合った五感トレーニングを見つけたらよいと思います。

病気になるのが人それぞれの持つさまざまな背景が原因なら、五感トレーニングも人それぞれのやり方があります。

勉強中の人も、家事の途中の方も、仕事中の方も、ちょっとだけ手を休めてみてください。そして自分と対話をしてみてください。**内側から出て来る声は自分の「本当の声」です。たまにはその声に耳を澄ましてください。**

「人は死なない」という事実を知る

私は幼い頃から「人は死んだらどうなるのか？」と考えるような人間でしたが、これは決して特殊なことではなく、おそらく皆さんも人生のどこかで漠然と「死」を考えたことがあると思います。

死を思う、感じることは決して悪いことではありません。決してネガティブな発想でもありません。

さまざまな出会いと別れにまつわる多くのエピソード、うまくいったこともうまくいかなかったこともある、その時々で学んだこと、そうしたひとつひとつが自分だけのオリジナルです。

エピソードこそ人生における最高の財産です。

死は考え過ぎるといけませんが、時々、それを思うことで「豊かな生」を手に入れることができます。それ以前の自分と、それ以降の自分による対話がそこにあります。

長いのか短いのかわかりませんが、いわゆる人生という旅の中において、自分のお役目に励みながら、あるいはお役目を探しながら、感謝しつつ日々を全うする。そのうちにゴールがやって来るという人生で必要なのは「幸福感」でしょう。

誰もが避けられない死というイベントを意識することで、限られた時間の中で豊かな生に向かって歩こうとする、私たちの幸福感はそんなところから滲《にじ》み出て来ます。

さらにそこで大切なのは、「人は死なない」という事実を知ることです。

今回の生で授かった肉体は滅びますが、私たちの魂は死ぬことがありません。まずはそこに気づくこと。そうでないと唯物論者のように現世利益にしがみついて単に死を怖がることになります。

この先もまだ数え切れないほど生まれ変わるというのに、今の生の利益にしがみつくなんて、これほどバカバカしいことはありません。

その仕組みがわかると、滲み出た幸福感の中に「また会える」という感情が生まれ始めます。

他界した大事な人や愛しい人とはあちらの世界で会えるし、次回の転生後も（前の生のことは覚えていませんが）違う役割で会えるでしょう。そもそも大事な人や愛しい人は、いつも私たちのすぐそばにいます。私たちが死を迎える日、つまり現世を卒業するその日まで彼らは優しい眼差しで見守ってくれているのです。

その仕組みを踏まえると、残りの人生を心配する必要がなくなります。対人関係やお金の問題など、いろいろなストレスを抱えているにせよ、それも今回の人生において、自分に対する「課題」がそういう形で出ているだけの話です。解決できないレベルの課題は絶対にやって来ません。

必ず解決のための糸口があります。その糸口を探すことこそ、人生における最上の学びなのです。

海外で進む死後世界の研究

死に関しては、最近、「お迎え現象」に関して文部科学省が調査に関する予算（研究助成金）をつけるなど、多方面からのアプローチが始まりました。

お迎え現象自体は昔から言われていることですが、死を目前とした人のところにすでに他界している親しい方（親、兄弟、姉妹など）が現れるという不思議な現象です。

本人にしか見えないケースもあれば、本人の周囲にいた家族も一緒に見ているケースもあります。

それを体験すると安らかに他界できると言われますが、もちろん体験しなくとも安らかに他界できますので、その点で不安を抱く必要はないでしょう。あちらの世界で会えるわけで同じことだからです。

臨死体験というテーマでも、この二〇年くらいの間に実にさまざまな立場の方々が講演や著書でその体験談を発表しています。

脳神経外科の世界的権威である医師エベン・アレグザンダー（元ハーバード大学メディカルスクール准教授）が自らの臨死体験を著書にまとめた本もベストセラーになりました（『プルーフ・オブ・ヘヴン―脳神経外科医が見た死後の世界』／早川書房刊）。向こうの世界の様子が詳細に描かれているのが興味深い点です。

レイモンド・ムーディやエリザベス・キューブラー＝ロスなど、多くの実績を持つ欧米の医師（医学博士）たちが死後世界の実相を克明に語る向きは、海の向こうではかなり増えています。

しかし、私たちの住む日本ではそうした情報自体をまだオカルトと忌避する風潮が強いのも残念ながら事実です。

まずはあちらの世界に関する情報を世界中から収集して総合的に判断し、どんなプロセスで、どんな映像（風景）でそこへ行くのか、今は3D技術や体感技術も進化していますから、バーチャル体験できたら面白いのではないかと思います。

なぜ私がそんな突飛なことをここで言うのか？

理由は簡単です。人間は知らないことへの対処がこの世で一番怖いからです。

知らないこと、知らない人、知らない世界、知らない作法、知らない手続き、知らない知識……。

私たちが常に怖がり不信感を持つのは「未知のもの」です。逆にそれらがわかると心の中にある恐怖心は消え去るのです。

薬は心身になんらかの副作用をもたらす可能性があります

薬についてもいろいろと取り沙汰されます。

私たちが日常で服用する薬は良くも悪くも環境因子としての原因を担っています。そもそも薬とは何か？　古代において薬は「生薬《しょうやく》（薬種）」でしたが、現在は世界的にも多くの人工薬が開発・流通しています。

実はその議論で重要になるのが「食べ物」です。私たちが普通に食する物も薬だというわけです。

これは「医食同源」という思想に基づきます。医（学）と食はそもそも同じことであり、食生活を正すことで病気にならないような心身をつくるということです。予防医療という分野において医食同源はさまざまな研究がなされています。

冷静に考えるとこれは正論です。

変な物を食べたり、妙な食生活をしたりしていると、人間どこか狂います。明確に病気という形でそれが出ることもあれば、イライラするとか怒りっぽくなるといった、気質面でそれが出ることもあります。

私はある時から肉を食さなくなりましたが、肉食が多いと気が荒々しくなると言われています。

医食同源という考え方で見ると、薬も食べ物も同じというわけです。

口に入れて体内でいろいろな物質へと変化し、あるものは排出され、あるものは排出されない……それを繰り返しているのが私たちの日々の生活です。栄養素が豊富だとか乏しいとか、排便回数が多いとか少ないとか、体に良くない物質が残留するとかしないとか、そういう要素がいくつも付帯します。

最近は食べない（不食、ブレサリアン）という人が日本でも少しずつ出ているようですが、一日一食は目指せるにせよ、まったく食べないというのは辛いでしょう。その域に行くためには無理をして目指してもダメなのだろうと思います。

私たちの身体は食べたもので構成されます。

食べたものからしか構成されないと言ったほうが適切かもしれません。だから薬も同じです。生薬や漢方薬など自然のものをベースとしたものはともかく、多くの薬は合成物であり自然物ではありません。自然界にはない物質を体内に入れるわけです。

その背景をしっかりと頭に置いてください。偏頭痛は一時的に抑えることができるけれど、肝臓に負担がかかるとか、薬には何かしらの副作用があります。

薬はあくまでも対症療法（表面的な症状の消失）です。原因療法（根本的な原因そのものの削除）ではありません。対症療法には痛みや症状を一時的に緩和する効果はありますが、薬によって根本の治癒はできません。何かと議論を巻き起こしている抗がん剤も対症療法です。

ちなみに「もとに近づける」という意味に近いものとして、補充療法という考え方があります。

ホルモン療法などがそれに相当します。病気などでホルモンが正常分泌されない人にそういうものを補う、あるいは手術の結果で本来出ないといけないホルモンが出なくなってしまったところに補う、これはそういう治療です。ホルモン剤は根本に近いポジションにあると思います。

「お天道様は見ている」という言葉の意味

薬にせよ食べ物にせよ、それらはすべて自分の意思で、自分が口に入れるかどうかを決めることができます。

他人が勧めることはあっても強制はできません。すべては私たちの心がけ次第であり、実はそこが一番大事なところです。

食事の際には「いただきます」と「ごちそうさま」という感謝の言葉が不可欠です。この言葉には「あなたの命を頂戴しますよ」という祈りのエネルギーが込められているからです。**人間はほかの動植物の命をいただきながら、自分のお役目を果たさざるを得ない宿命を背負っているのです。**

私は肉を食べないと先述しましたが、それはある時、いきなり牛の悲しげな顔が浮かんで来たことによります。

とても不思議ですが、なんのきっかけもなく、たったそれだけのことで以後自分から肉を食べたいという思いがなくなりました。かといって体質が変わって肉を受けつけなくなったわけではありません。ひとつ執着がなくなったぶん、これはこれで良いきっかけを授かったのだと神様に感謝しています。

食べることへの感謝と同様に、今日一日を生きていられた、今朝も太陽の光を浴びることができた、そういう平凡な日常に対しても感謝を持ちたいものです。そこは天に対する誠実な態度でいたいですね。

誠実という文字にするとちょっと硬いと思われるかもしれませんが、それを砕いて言うならば、例えば朝なら「一生懸命にやります！」というくらいでいいと思います。そうやって楽天的に生きていれば、それほど悪いことはありません。

「お天道様が見ているぞ」なんて、昔の人は当たり前のように口にしましたが、誰にも見られていないようで私たちは常に天から見られています。いつもその気持ちを忘れないで行動することこそ、誠実さの軸だと私は思います。悪いこと、ずるいこと、人が嫌がること、それをやったら現世で処罰されるか、あの世で処罰されるかは別にして、必ず天罰が下ります。

お天道様という言葉はとても良い言葉です。

私たちは皆つながっている、だから全体性を感じてほしいと口を酸っぱくして言っても、わからない人にはまったくわかりませんが、お天道様という言葉はそれを見事に補ってくれます。

やはり皆、何か大きな存在、いわゆる神様みたいな存在に動かされているのだ、天は見守ってくれているのだと、お天道様という言葉には小難しい理屈抜きでそう納得させるような語感があります。

それが理解できると、誰かから言われずとも次第に感謝の気持ちが芽生えます。自分が生きていること、周囲に支えられていること、天に生かされていること、すべてに対する深い崇敬の念が芽生えます。

すべてに対する感謝の気持ちがあれば、ちょっと具合が悪くても自分や周囲や天を強く恨むことが減ります。

人間ですから腹の立つこともあるとは思いますが、それ以上に「御陰様《おかげさま》」の心を自然と学んでいるからです。

自力と他力はセット

だからどんな状況下にあっても、自分を蔑《さげす》むことは絶対にしないでください。

お天道様を通じて私たちはつながっている存在であるわけですから、**自分を蔑むとか貶《おとし》めるというのは、まさに神意に反する行為です。**

人それぞれに違った背景がありますが、それでも自分をむやみに責めるようなことはしないでください。

自分と対話をすると、いろいろと正直な声が胸の内側から出て来ます。そこには「自分なんか」というネガティブな声もあります。ずっとコンプレックスに感じている要素も、人によって大なり小なりあるでしょう。

そもそもコンプレックスなど抱く必要はありません。

ここまでに何度も説明しているように、私たちは「自他同然《じたどうぜん》」だからです。「自他同根《どうこん》」と言い換えても構いません。

コンプレックスは自分と他人を比べることで発生する嫉妬心ですが、そもそも比べることも嫉妬することも私たちの人生にとっては不要であるのに、いつまで勝手に落ち込んでいるのでしょうか。

それを克服するには「自利があって利他もある」という発想に変えるといいでしょう。自利とは自分への利益、利他とは他人への利益、いずれなのかと判断するからおかしなことになります。自利と利他はセットです。

さらに取り込んでほしいのが、自力《じりき》と他力《たりき》もセットであるという発想です。

私たちはいつも自力でなんとかしようとするから苦しくなります。他人に頼ってはいけないと、どこかで遠慮が働くのです。

しかし**皆つながっている存在ですから、頼りたい時には頼っていいのです。**限界に達するまえに「私の力だけでは難しいので、どうか助けてくれませんか」と謙虚に頭を下げればいいだけの話です。

他力は「他力本願」と書くとちょっとイメージが変わりますが、他力は自力同様、社会を支える潜在パワーですから、力を活用してうまく回すことで私たちはより快適な社会を構築することができます。

しかし極端な自己犠牲は考え物です。

私たちは自他同然です。やむにやまれぬ状況でもない限り、自分が犠牲となって周囲を助けなければ、と思いつめることはありません。**学びこそ私たちのお役目であり、同時に唯一の財産です。**

仏教で言うところの「托鉢《たくはつ》」も、ある意味においては他力本願だと私は感じています。僧侶は食べ物を乞《こ》い、在家信者は功徳《くどく》を積む。托鉢というのはそういう関係です。この図式では僧侶も信者も他力に頼ります。

托鉢は「自身の幸せに気づかせる」行為です。すべては相対的な関係の中で成立しているというわけです。

楽な気持ちで、身体の声を聞いてください。自分とよく相談をしてからでも、遅くはないと思います。

第三章　健やかに生きる

～健全な精神と大事な身体に感謝を～

死とは「肉体の死」に過ぎない

衣食住という言葉は、私たちの暮らしをわかりやすく表現する意味で広く使用されている言葉ですが、私はそこに「医」を足すといいのかなと感じます。

これからはぜひ**「衣食住医」**と考えてみてはいかがでしょう。

食生活など習慣の乱れがさまざまな病気につながることは、頭ではわかっているつもりだと思いますが、心身の不調が出た時にはなるべく早めに手を打つことを意識の中に入れてほしい――そういう思いがこの「医」という一文字に込められています。

私自身が救急医療に携わってきたから特にそう感じるのでしょう。医を意識してほしい、意識することで未然に防止できることはできるだけ自分でチェックをかけて防止してほしい、そういうメッセージだと思ってください。

急に意識が遠のき、あっという間にこの世を去ってしまうような事態にも前兆と呼ばれる現象があり、その前兆には原因があります。医師が生活改善を口うるさく勧めるのはその一心です。

私たちは普段、自分が生きていることに特に疑問を持ちませんが、普通に過ごしている間にも身体内ではさまざまな活動や変化が起きています。スーパーコンピュータをはるかに凌ぐ解析力を持つ脳や臓器や血管や細胞レベルでの活動において、私たちの意識や生活習慣が時間の経過とともにそうした活動に影響を与えることは言うまでもありません。

前章で医食同源に関して触れましたが、医学は食べることと切り離せず、食べることは医学と同じ……この視点を常に忘れないでほしいのです。

本当は「生老病死」の中で（いつも意識した上で）、「衣食住医」を意識するのが正しいのだと思います。ちなみに「死」という文字にはネガティブな想念を持つ方が多く、何か別の一文字に置き換えられるのなら怖がる人も少ないとは思いますが、私には適当な文字が浮かびません。

これは長年の歴史で「死は恐ろしいもの」という意識が心身に刷り込まれている証拠だと思いますが、本当はあちらの世界は良い世界なのに、自分が死ぬことですべてが終わってしまう、人生のすべてがムダになる、そういう破滅的意識が強いのも事実です。

個人的には「他界」という言葉を一文字で表現でき、それを生老病死の後ろにくっつければイメージが変わるかなとも考えます。

私自身、死というのは「肉体死」に過ぎないと思っていますから、肉体死することをもっと前向きに受け止める意識があって然るべきだと感じますが、まだなかなかそのようには受け入れ難いと思いますので詳述は控えます。

人を包括的にみる視点

医療現場では「ホリスティックな視点」という言葉が導入される向きが強まって来ました。聞き慣れない方がいらっしゃると思いますが、ホリスティックとはギリシャ語で「全体性」を意味するホロスという言葉を語源とします。

Ｗｈｏｌｅ（全体）、Ｈｅａｌ（癒し）、Ｈｅａｌｔｈ（健康）などの言葉もホロスが語源です（日本ホリスティック医学協会より）。

おわかりのとおり、ホリスティックは全体であり、部分ではありません。この思想を医療に落とし込むと、身体各所の部分的な健康や維持ではなく身体全体を包括的に対象とすること、そう置き換えることができます。

すべての器官はつながっています。健康なうちは、そういう当たり前の事実さえ意識せず不自由なく暮らしていますが、病気だとか事故だとかで手術や投薬が必要になった場合、私たちは自分や家族の身に起きる多くの事象を通じて「身体はすべてがつながっているのだ」と知らされます。

このようなホリスティックな視点による医療が「ホリスティック医療」です。どこかを治したから、どこかが治ったからそれで大丈夫ではなく、日々の体調管理においては「全体視」という見方が必要です。

この視点とよく似ているものに「統合医療」があります。

統合医療はその名のとおり、従来の西洋医療と、人間の全体をみる原因療法を中心とした伝統医療や相補（または〝補完〟とも呼ばれる）・代替医療とを統合して両者の良さを活かして患者に提供しようというものです。国により相補・代替医療の分類が異なりますが、わが国では、伝統医療としての中医(中国医学)、アーユルヴェーダや相補・

代替医療として、気功、カイロ・プラクティック、あるいは鍼灸、指圧といった手法などがあります。

その最大の利点は「偏っていないこと」です。何よりも自分に合った治療法が選べます。誰もが同じ治療で治ればいいのですが、人間は思いのほか複雑で多彩にできています。治療の有効性を高く実現するためにも幅広い選択肢があるのだというメリットを十分に活かすことが必要です。

ホリスティック医療を世界中に広げようと活動する女性医師がいます。クリスティン・ペイジです。彼女は全体性を説くと同時に、人間は「霊・心・体」という構造をしている、この三つのバランスこそ病気から解放される糸口だと主張します。

わが国では、「ホリスティック医療」と「統合医療」はともに人を包括的にみる医療ということで手を取り合っていくのではないでしょうか。

一般的には「心身のバランス」と口にされますが、それでは足りません。本当はその上位に霊（霊魂と呼ばれるもの）という存在があるのですが、私たち人間の認識が足りていないのが実情です。

私たちの心と身体は日々、変化します。心はその時の感情で毎日のように変化します。身体も毎日、全身の細胞が凄まじい数で入れ替わります。しかし霊魂は変化しません。この「霊」という部分こそ本当の私たちであり、私たちの本質に相当する部分です。ホリスティックな視点では、病気は肉体の不調だけではなく霊という部分が関係するとされます。これまでの西洋医学中心という発想以外に「スピリチュアリティ（霊性）」という視点を採用することで、病気の本当の原因を探るという視点は、やがて一般的になるのではないかと思います。

魂と対峙する時間を設ける

いろいろと難しいことを書きましたが、一番大事なのはやはり五感を常に働かせることだと思います。そもそも五感が働いていなければ、その人はホリスティックな視点を持つ前提すらないことになります。

五感を働かすということは、周囲だけでなく「自分に注意する」ということです。自分に注意していると、いろいろなことが「順調なのか、不調なのか」わかります。

不調はいきなり起きません。

身体は日々、少しずつそのバランスが変化します。身体がだるい、腕が痛い、股関節が痛む、微熱がある、湿疹が出た、息切れがする、体重が減った……どんな不調にも「サイン（前兆）」があります。現在は多くの医師が書籍やネットでそうした情報を広く開示していますから誰でも入手できますが、それでも普段から自分の調子をチェックするクセがないと見抜けません。

不調だと感じたら、まずは医師に相談してください。病院なんてそもそも行く必要はないと声高に叫んでいる医療関係者もいますが、最終的には自分がいいと思った選択をしてください。

特にこれまで経験のないほどの頭の痛みだとか、胸が苦しいとか、お腹に走る激痛だとか、時間の経過とともに意識が薄れるような痛みは誰がどう見ても危険な症状です。規則的だった便通が不規則になるとか、尿に血が混じるとか、大好きだったお酒が飲めなくなるとか、食欲が急に落ちるとか、体重が急激に落ちるとか、そういうサインが出ても医師に相談するのが一番ですが、そうしたサインが出る前にやれることはたくさんあります。

それが生活改善です。

まずは一週間、自分の毎日をノートに書き出してみましょう。起床と就寝の時間、食事の中身、仕事、運動、読んだ本、見たテレビ番組、聴いた音楽、友人や家族とのコミュニケーションタイム……チェック項目は個人差があるので好きなように設定するとしても、書き出していくといろいろなことが見えて来ます。

書き出すことのメリットは「自分への関心」という点に尽きるでしょう。誤解してほしくないのですが、私は「執着しろ」と言っているわけではありません。そうではなく自分のバイオリズムがどうなっているのかを探る絶好の機会をうまく利用してほしいのです。自分の行動パターンを書き出したノートを見ると一目瞭然であり、ここが乱れているなと感じたらすぐに改善が可能だからです。

もっと自分に関心を向けてください。

忙しい時ほど自分を見つめる時間が大切です。

私たちは毎日、時間に追われて生活しています。時間というのは本来、何かをする際の「目安」に過ぎなかったのに、その目安に今では振り回されているわけです。振り回されるばかりでは心の安寧《あんねい》は得られません。**まずは心静かにできる時間、心休まる場所を自分で確保することが先決です。**

これが「魂と対話をする時間」だと私は感じます。

自分への関心が病気の予防につながる

がんにしても、それを比較的すぐに見つけられる早期治療の段階から、これは手の施しようがないと判断される最終治療の段階まで、普通はどんなに短くても数年という時間がかかっています。

そこに至るまでの過程で、当然ながらなんらかの前兆があったはずなのです。前兆は身体の異変となって現れます。

その時に自分に関心を向けられるかどうか。ここが分かれ目です。自分に関心を向けないと確実に間に合わなくなります。私の弟もそうでした。ギリギリになるまで病院に来ない人が多いのです。特に中高年男性は、同世代の女性に比べて来院率が圧倒的に低いと思います。

だから異常を感じるとか不調を感じたら、早めに適切な医師にかかったほうがいいですよ、というのが私の考えです。

早くあちらの世界へ行きたい人はともかく、奥さんや娘さんに嫌々ながら引っ張られて来院された時に「うーん、これは……」と良くない状況が判明すると、大半の中高年男性は「先生、治りますかね？」と深刻な表情で尋ねます。（これまで）検診を受けてないですねと尋ねると、大抵はしょんぼりします。

そういう人に限って、普段は「いつ死んでもいい」と周囲に自慢のように吹聴《ふいちょう》しているから厄介《やっかい》です。

良くない状況が判明した時に、素直にその事実を受け止めて覚悟を決めることができる人は、そういません。奥さんや家族がご主人を詰《なじ》る、それに対してご主人はなすべがないというパターンがほとんどです。

具合が悪いのならかかりつけの医師に相談する、会社や自治体が主催する健康診断を受診する、中高年の男性はそうした「自分への関心」が、結果としてさまざまな病気の予防につながることを覚えておいてください。

あるいは健康診断後の二次検査を受けないとか、二次検査でさらに引っ掛かったけれどもその先は受けないとか、人それぞれにモヤモヤした感情はあると思いますが、**すべては自分に関心を持つことと腹を決めてください。**

そこで必要な姿勢は「追究」と「追求」です。

追究は明らかにすること＝自分の身体をチェック、追求は追い求めること＝健康の維持、つまりそういうことです。

歯周病にせよ、がんにせよ、発症するまでには結構な月日がかかります。必ず時間の経過があるというわけです。

自分のことを自分以上にわかる人はいません。その現実から目をそむけないで自分の不調に向き合ってください。また、今だけ気をつけるのではなく、定期的なチェックを受けることをクセにしてください。

足るを知る

ちょっと大袈裟かもしれませんが、私たちが生活を改めるということは、地球に対する態度を改めるということにもつながります。

「飽食の時代」と呼ばれて久しいですが、このまま私たちが地球を食い尽くすと一〇〇年後には地球の資源の大半が失われます。そんなに先でなくともさまざまな資源がすでに枯渇する状況にあります。地球に対する態度を改めるというのは、貴重な資源を守ることにもなると思います。

仏教には「足るを知る（知足）」という言葉がありますが、これはまさに今の時代に必要な思想です。

食事は野菜、穀類、発酵物、小魚などを中心とした粗食がいいでしょう。肉食は人によって必要ないでしょう。肉食がいらなくなる時は、スタミナをつけるために肉食が必要ということもなくなります。

肉食はいらないと思った人は、最初は慣れないかもしれませんが、徐々に慣れて来ると身体機能の上昇を感じることができると思います。バランスが向上するのでしょう。ついでに言えば感情の起伏も穏やかになるように思います。悪いことはひとつもありません。なお、この「肉食はいらないと思う」ことに無理を感じたらやる時期でないので無理する必要はありません。

地球に少し遠慮しながら食べるくらいで、ちょうどいいと思います。

そもそも地球は「ガイア理論」と説明されるような生命体です。

ガイアはギリシャ神話に登場する大地の女神です。その名を冠したガイア理論というのは、地球と生物が相互に関係し合ってすべての環境を作り上げている状況をひとつの巨大な生命体と見なす考え方で、かつてNASAに勤務していた地球科学者&化学者であるジェームズ・ラブロック（王立協会会員）によって提唱された理論です。

そういう大局的な意識を欠落させた状態で、地球を勝手に掘り起こしたり、勝手にいじくり回したりすることがおかしいのです。地球にとっては人間をはじめとするさまざまな動植物などの生態系を生生流転・進化させることが「お役目」だと思うのですが、それにも限界があります。私たちの傍若無人《ぼうじゃくぶじん》な振る舞いを果てしなく許容することは地球のお役目ではないはずです。

食事の時に「いただきます」「ごちそうさま」をちゃんとやってほしいと言うのも、生命を頂戴することへの感謝と同時に、私たちが頂戴する生命を育んでくれた地球への感謝の証《あかし》を届けるためです。

だから粗食がいいわけで、人間、遠慮が必要です。**慎み深い行動は地球のためでもあると同時に、己の信頼を勝ち取るための作法です。**

それとたまに食事の席で質問されるのが、どうしたら肉食をやめられるのかということです。私もある日突然といった感じですので、この質問には明確な答えを持ち合わせていません。というよりも肉食を卒業された方は、それぞれの事情があるようです。

いつものように食べようとしたら気持ち悪くて吐いてしまい、それ以来食べられなくなったという人、気がつくと食べていなかった（それからずっと食べない）、あるいは宇宙とつながった瞬間、肉は食べ物ではないと悟った……など、いろいろな話を聞きます。ダイエットとして意識的に肉を食べなくなったことで、いつの間にか食べなくて平気という人もいます。

幼少期から肉を食べない習慣であれば良いですが、大人になってからそれまで続いて来た生活を無理にガラッと改めるのは大変でしょう。

長年の生活習慣による影響は医師として一応の理解はしますが、必要な時にきっと気づいて変えられる人は変えることになるのだと思います。

これは気づきの問題なのでしょう。

食の乱れは社会の乱れにつながる

現代の食生活は私たちがいかに「囚われの身」であるかを象徴しています。

食の乱れは社会の乱れです。ファストフードやジャンクフードが食事代わりになり、夜遅くまで暴飲暴食して騒ぐ。

手っ取り早さだとか一時的な享楽に惹《ひ》かれる気持ちはわかりますが、年齢を重ねるとそのツケが身体面ではっきりと出てくることはたしかです。

どこかの勉強会で、「ファストフードは〝デスフード〟と改名すればいいよ」と話していた医師もいました。ことごとく身体を破壊しているという意味では、まさにデスフードと言えるかもしれません。

ちなみに私自身はエネルギー・ヒーリングを少しやるようになって、食欲が減りました。ただ食事の量そのものが劇的に減ったわけではありません。一時はかなりの小食になったのですが、さすがにそれは急すぎて無理があったようです。今はやや小食というレベルです。

また、肉食については医学的に必要論と不要論があります。

ふたつはスタンスの違いでずっと平行線ですから議論があるのは仕方ありませんが、霊性という視点で見ると、「人間に近い四つ足動物（豚、馬、牛など）は魂の成長レベルにおいて人間に非常に近く、だから食べてはいけないのだ」という説があります。「人間に転生するまえの魂が宿る場所こそ、これら四つ足動物だ」と言うのです（犬や猫も同じ）。

肉食をするということは彼ら本来の「学びの場」を奪っていることになります。

霊性に関心のない人はこういう話を一笑に付しますが、この件は一部の精神世界の人々の間では普通のことです。

私たちの脳の奥には視床下部と呼ばれる場所があり、そこには摂食中枢と満腹中枢がありますす。食べろと命令を出すのが摂食中枢で、食べるなと命令を出すのが満腹中枢ですが、通常の食事以外にお菓子などの間食や深夜食などを恒常摂取していると、このふたつの中枢機能が壊れて食欲のコントロールが利かなくなります。

その結果、ホルモンのバランスが崩れてストレスが過剰にかかりさまざまな病気になります。

ストレスが過剰にかかると人間は過食になりますから、まったくの悪循環です。食欲を上手に操作するには、粗食を基本として時間をかけて食べること。よく噛んでゆっくりと食べることが肝要です。

ただし、食事内容にせよ時間にせよ、いきなりの無理は禁物です。そこに至るまでの生活習慣が染みついていますので、焦らず徐々に改善することが大切です。

あなた自身の食の乱れが、社会全体の乱れにつながる……ということも、どうかお忘れなく。

健全な精神と大事な身体に感謝する

「健全な精神は健全な肉体に宿る」

古代ローマの風刺詩人・ユウェナリスのこの言葉は、ローマ市民に対して、生きていく上で生じるさまざまな欲望の誘惑に打ち克つ健全な精神と肉体を求めていたもの、と考えられていました。ところがその後、時代によりまた使う人の意図によりさまざまな解釈がなされてきました。今もことあるごとに口にされますが、そこにはいくつかの誤解を生じる危険性があります。

肉体を鍛え抜いて強壮にならないといけないのか？

病気や事故によって不調に陥っている肉体を持つ人の精神は、不健全なのか？

先天性の障害を肉体に持つ人の精神レベルは、不健全なのか？

決して揚げ足を取るわけではなく、肉体レベルがどうあれ、その人の精神性と肉体を強引にくっつけてそのレベルを考えるようなことをしないほうが、むしろ健全だと思います。

精神（心）は、「魂が肉体の脳を使う活動」と表現できます。もちろん脳を含む肉体がほどほどの機能を持つことに越したことはありませんが、気づいた今がすべてです。今いただいている肉体に愛着を持って大事にしていけば、精神も喜びやすくなるというものです。従って、あえて心と身体という言葉を使い、ユウェナリスの原義に忠実に表現するなら、**「健全な精神と（お借りした）大事にさせていただく身体に感謝します」**と使えばいいのではないでしょうか。

大事にされたというフレーズは「愛された」とか「愛した」と置き換えてもいいと思います。ちなみに健康という言葉の定義も諸説ありますが、共通しているのは「楽しいと思える状態」だと思います。

生活習慣が乱れるとやがて病気につながっていきます。肉体レベル、もっと言えば細胞レベルの崩壊が着々と進行していきます。

極端に疲労を感じ続けていると、大事な場面でここ一番の集中力が発揮できず、継続的な意欲もなくなります。すると当然ですが、前向きな提案を生み出そうとせず、周囲に流されがちになり、そんな自分が次第に歯がゆくなり、誰かのミスをことさら責め立てるとか、わざと足を引っ張るとか、嫉妬に駆られておかしな行動を取り始めます。そういう行動を取っている時は、自分でもよくわからなくなっている状態です。

なお、私が自転車に乗ることを楽しんでいることを先述しましたが、ここでこの自転車に乗る時の心持ちについて簡単にお話しさせてもらいます。

今の私の体力は大学卒業時のおそらく四〇分の一ほどだと思います。それでも一日だけ走るなら、その航続距離はなんとか大学卒業時の六割ほどあります。もちろんその時のように、毎日三〇〇km走って東日本一周をしたような持続的な力はありませんが。

なぜ、これほど体力がないのに多少走れるのかといえば、苦しくないペースで景色や風を切る感覚を楽しむようにして、仕事と同じように一日でも二日でも続けられると思って走るからだと思います。

初めに「必ずどこそこまで行くんだ」というように気合を入れることはありません。先のことを考えると気が遠くなりそうです。走っている**その瞬間そのものを楽しむのです。人生と一緒です。**

不規則な生活も自分を傷めることになります

何度でも繰り返しますが、私たちの肉体は借り物です。まずそれを認識してください。ケガや手術によるものは仕方ありませんが、どこも悪くないのに自分の身体を傷つけていいわけがありません。

私が美容整形にどちらかと言えば否定的なのは、そうした理由からです。**せっかく授かった肉体を大事にすること、自分を愛すること、それができると他者を愛することができます。**

「身体髪膚《はっぷ》これを父母に受くあえて毀傷《きしょう》せざるは孝の始めなり」

こういう言葉があります。経書《けいしょ》（儒教で特に重視される文献の総称）のひとつである『孝経《こうきょう》』にある言葉です。

自分の身体は父と母から恵まれたもの、だからそれを傷つけないようにすることが孝行（親孝行）の第一である、という意味です。

父母に恵まれたものであり天意の結果として恵まれた身体は、いたわって当然でしょう。この世で生きて行く以上、身体をいたわるということも私たちの大きなお役目です。

リストカットなどの自傷行為ではなくても、不規則な生活で肉体を放ったらかしにしていれば徐々に壊れ始めますから、ある意味、それも自傷行為です。

本人は自傷行為をしているつもりではなくとも、肉体は知らず知らずのうちに悲鳴を上げます。見えない悲鳴が結果（形）として登場するのが、私たちが「病気」と呼んでいる存在です。

肉体はメンテナンスが重要です。

アスリートなどはそれがよくわかっている人たちですが、彼らは塩分摂取や栄養素のバランス、代謝率・体脂肪率の維持といった範囲に留まらず、自分の筋肉のバランスが日々違っている事実に至るまで分析するといいます。

一般の人がプロのアスリートのマネをする必要はありませんが、年齢が積み重なると、ある程度は自発的なメンテナンスが不可欠です。

中高年層は筋肉が脂肪に転換され始め、代謝のスピードが低下、血管も硬くなります。

運動器（骨格と骨格筋とを合わせたものの医学的な呼称）の動きがスムーズでなくなり

ますから、適度なウォーキングや毎日の規則的な体操が効果的です。

そして運動をすると適度に疲れます。疲れるとあまりゴチャゴチャと考え(る余裕が)なくなりますが、その時間が実は貴重な時間です。運動後にへとへとに疲れ果てて何も考えられない状態は「無心」です。それは何かに没頭している状態と同じなのです。

肉体はお迎えが来た時にお返ししましょう

これまで「身体は天からの借り物である」と述べてきましたので、自殺がいけないということも私が今さらここで言うまでもないでしょう。

それは自分に対する、そして天に対する「背任行為」です。ひとりひとりが特定のお役目を背負って、わざわざこの世に生まれて来ているのだから、自分でそのお役目をおりてはいけません。

生活が苦しい、人間関係が苦しい、生きる目的が見えない、夢がない……生きているといろいろな試練がありますので、いつもポジティブ・シンキングでニコニコしましょうなんてことはあえて言えませんが、それでも「その状況は自分でたぐり寄せているのだ」と考え、発想を転換したいものです。

救急という現場にいますから、自殺企図者を大勢看《み》ています。心肺停止したまま蘇生せずに逝く人もいますが、死に切れなかった人もいます。そういう人は回復し始めると食事が進みます（そうでない人もいます）。心と身体は必ずしも一致していません。

この世が学習の場であると認識した上で私たちは生まれて来ました。どんなに嫌なこと、どんなに辛いことがあっても、目の前の課題と向き合うことが人生最大の財産であり、あちらの世界に唯一持って還ることのできるものだという事実を、私たちは知っているのです。

肉体は借り物です。

借りている以上はお返しすることになります。お返しするのは自分の寿命が尽きる瞬間です。

お返しするためには毎日を精一杯生きること。それが万人に共通するお役目だと思い

ます。

余計なことを考えないようにするには

私たちは毎日、体力的にも精神的にもそれなりに余裕がある時は、つい余計なことを考えてしまいます。

そういう時に考えがちなのは、むしろ複雑に考えなくていいことのほうが多いものですが、わずかでも余裕があると脳は複雑にしてしまう方向へと誘います。定期的に肉体をへとへとにしたり、好きなことに夢中になったり、瞑想やヨガをしたり、といった効果は、まさにここにあるのです。

「定期的に余計なことを考えない時間を作ること」

忙しい皆さんに、私からはこの言葉を提案します。

毎日がそうであれば理想的ですが、それは難しいと思うので、できれば定期的にそうした状態が作り出せると時間の使い方が変わります。

ちなみに、私は、自転車に乗ったり、野山を歩いたり、走ったりしています。自転車に乗って周辺に対してそこそこの注意力を払いながら、風を切って走る感覚の中にいると雑念とは無縁となります。しかも同じ労力と時間で、走るより五倍も進むので、ちょっと走れば東京の真ん中から出発しても自然豊かな山々の麓や、景色の綺麗な海岸べりなどどこへでも行けます。

野山歩きは、まさに自然の中に入るのでおのずと五感を働かせます。特に人の入らない沢では自分でルートを見つけないといけないので、ちょっとしたサバイバル気分を味わえます。

走るのはとても手軽なので、平日や休日でも、自転車に乗ったり野山に行く時間のない時にやっています。

余計なことを考えてムダな時間を過ごすことがなくなるからですが、身体を動かしていると、動きも俊敏になりストレスも減ります。同時に、そうした行動がダイエットにつながることもあり、結果として、健康な身体をつくることになります。

それまで鬱々《うつうつ》と感じていた疎外感や孤独感が気づくとどこかに行ってしまっているこ

とに驚くのではないでしょうか。働いている人は「身体を壊してまで取り組まざるを得ないのか?」と、現在進行形の仕事に対する見直しが始まります。「身体が資本」という大原則を思い出すのです。

神様にいただいたこの身体を、お役目を果たす最後の瞬間まで大切に使ってあげてください。

睡眠は人それぞれ

最近はテレビや雑誌、あるいは書籍などで睡眠の重要性が頻繁に説かれます。説いているのは主に現役の医師たちですが、個人的には昔を振り返ると耳の痛い話もあります。医療の現場では一睡もできずに数十時間続けて患者の対応に追われることがあるからです。

今はだいぶマシになりましたが、それでも早く寝て早く起きるわけではありません。早寝早起きは身体にいいのだと思いますが、仕事柄、それが叶わない人も世の中にはたくさんいます。私は遅寝早起きですが、どちらかと言えば熟睡してしゃきっと起きるタイプです。

しかし脳や細胞の活性化という視点で考えると、午前様になる前に寝て、朝お天道様を迎えるくらいに起きる……毎日それくらいの睡眠時間を取り、全身リラックスした状態で副交感神経（自律神経のひとつ。交感神経が昼間に優位となり、副交感神経は夜間に優位となる）がしっかりと活動できる時間を確保してあげることが良いでしょう。

ただし、睡眠時間も人それぞれです。

何時から何時までがいいというわけではなく、朝目覚めた時にすっきりすればそれでいい、それがその人の適正な睡眠だと話す医師もいます。爽快感というか幸福感というか、そういう充実感が大事であり、朝起きた時にすっきりしているのが一番簡単な目安だというわけです。

逆にすっきりしない、疲れが残る、イライラが取れない……こういうパターンは睡眠時間だけでなくその質的な面でも問題があるパターンです。さらに都市部で暮らす人の間では不眠症で悩む人が増えています。

田舎に比べて昼夜を問わない街の動きや刺激、あるいは不自然な明るさの影響もあると思いますが、不眠症の多くはさまざまなストレスで生じます。

病状の進んだがん、ケガや手術のあとなどによる痛みや苦しみによる場合を別にすれば、ストレスは肉体面ではなく精神面が主体です。

まず、その精神的ストレスの原因が自分だけにあるのか、他人が絡むのかで対処が変わります。

自分だけの問題であれば、手放すことです。地球はひっくり返りません。

他人が絡むこととなると、事案によりさまざまだと思いますので、まずはご自分の事案について考えてみてください。

あなたが組織の中間管理職ならば、業績を挙げるノルマと、動きが悪くしばしば問題を起こす部下との狭間で葛藤が生じているのではないでしょうか。バカバカしいと思うこともあるでしょう。気の長い話ですが、**今を楽しむという気持ちで、この今を諦めないこと……きっと思ったようになると思うことです。**周りを変えるより自分の意識を変えるほうがずっと簡単ですので。

いつか部下も成長する、そうすると業績も改善する、そうすると自分も部下もさらに気分良く仕事ができる、と想像してみてはいかがでしょうか。それで頑張ってみると、ある時道が開けるかそうでないかわかる時が来ると思います。

それでもダメなら**自分のできる範囲で環境を変えれば良いのです。あなた自身が一番大切なのです。**なるようにしかなりません。

あなたが精神的に病んでは元も子もありません。このような俗世での日々の学習がどんな修行よりも尊いカルマヨガです。

心持ちを前向きに持って回復に努める

皆さんは、気持ちの持ち方が病状にどのくらい影響すると思いますか。そこそこ影響するだろうな、というくらいには思われるでしょうか。

ここに、肺がんの診断を受けた患者で、診断前にあらかじめ心理検査（ミネソタ多面人格目録）を受けた記録のある計五三四名を性、年齢、がんのステージなど諸条件を合わせた上で、点数の高い群（楽観的）と低い群（悲観的）の二群に分けて生存率の経年変化を見た後ろ向き（過去に遡る）研究があります。その結果、悲観群では楽観群に比べて六ヶ月生存期間が短いという結果が出ました（Movotony P, et al: A pessimistic explanatory style is prognostic for poor lung cancer survival. Journal of Thoracic Oncology 2010; 5: 326-332.）。

また、三七二名の脳卒中患者の予後に及ぼす精神的な影響を五つの評価法を用いて詳細に検討した研究では、希望を持たない、あるいは諦めの指標が高いものでは生存率が有意に下がることが示されました（Lewis SC, et al: Negative attitudes among short-term stroke survivors predict worse long-term survival. Stroke 2001; 32: 1640-1645.）。

このような長期にわたる経過について精神的影響を見る研究は、どのような方法でやってもなんらかの限界があり、同じ目的の研究でも調査方法により結果に差の出ない報告もありますが、ひとつの結果として参考になると思われます。

さまざまな臨床研究からわかることは、**より健やかに生きる上で大切なのは、前向き・楽観的な心持ちだということです。**

救急に運ばれて来られる方々は、その状況が本当にさまざまです。これはちょっと難しいぞという人もたくさんいます。ここでそういったプロセスに関する難しい説明をしても仕方ないのでざっくりと省略しますが、助かる人と助からない人の差はまさに本人にしかわからない心持ちだと考えざるを得ません。「この世とあの世のどちらを向いているのか」、その違いだと感じます。

その後の治療やリハビリなどにおいても、心持ちは回復に大きく影響します。けっこうなお年の高齢者でも一生懸命にリハビリに取り組む姿勢であれば、病状から予想されるより以前と変わらず元気一杯とまではいかなくとも普通に自力生活できるレベルにまで回復できることもあるように思います。年を取ると、ある程度は自発的にリハビリに励まないと身体そのものが動かなくなります。そしてこれは何も病人やケガ人だけでなく、高齢者全体について言えることです。

リハビリをするということはすでに固まりかけている全身の関節などを動かすわけですから、大なり小なりの痛みを伴います。普通は誰もやりたくありません。誰だって痛いことは経験したくありませんが、そういうことでさえ意欲的にやっていかないと、どんどん身体が硬くなっていきます。

筋肉も使わないと急激に落ちます。これが人間の肉体です。若いうちは何かと勢いで乗り切りがちですが、そう遠くないうちに自分も年を取ってそうなるのだと覚えておいてください。

病気も一緒だと思います。

なんらかのきっかけで病変が発見されると精神的に参るかもしれませんが、それは霊・心・体のメカニズムで日々動いている自分へのサインだと考えるほかありません。その時は「いい養生《ようじょう》を心がけるようにと指示をもらった」と発想を切り替えましょう。

そこで努力をすること。

頭を切り替えないと回復が遅れてしまうのは間違いありません。

前向き・楽観的な心持ちで

治療やリハビリが短期で済むならもちろんそれに越したことはありませんが、長期の治療やリハビリが必要になる場合、本人や家族が心がけるべきこともいろいろあります。まずは前向き・楽観的な心持ちでいること。これが一番です。

本音を言えば「人生は今回の生だけではない」となりますが、しかしこれは一般の人に理解していただけるような論理的説明のできない質の話です。今回の生を全《まっと》うすることに大きな意義がありますから、治療やリハビリが長期にわたったとしても「回復する」という明確なビジョンを持って、身体を徐々にそちらの方向へと向かうようにしたいものです。

この場合の意識のエネルギー（心持ち）は不思議な力です。

そしてこのエネルギーは生まれながらにして誰もが等しく持っています。

人が放ったさまざまな意識エネルギーが、身体の内側にも身体の外側にも飛び交っているのが私たちの暮らす世界です。

多くの人が悪意を放てば世界は悪意に満ちた空気となり、善意を放てば世界は善意に満ちた空気となる。

私たちが世の中と呼んでいる世界は、そんな膨大な種類のエネルギー循環で成立しています。

だからこそ古来、伝承されて来た「思ったことは実現する」という言葉に深意があるのです。その人が願っているビジョンが意識エネルギーとなって、内側にも外側にも放たれますから、それが実現する方向に近づくことはたしかです。

前向き、楽観的な心持ちでいることに加えて、諦めない＝いつかできる（実現する）と思うことも重要です。

リハビリに限らず、いかなる時でも諦めてはいけません。仕事や人間関係などと違い、「自身の身体の不調においてじっくり慎重に」と説いても難しいかもしれませんが、変調をきたしている時こそ落ち着いて考え、行動したいものです。

理想を言えば、いつでも相談できるような、いわば「かかりつけ医」を持つこと。自分の身体のことを相談できる専門家を持つだけで、精神的なストレスが軽減されます。

以前、ＹｏｕＴｕｂｅで、かつて天才ジョッキーと評された福永洋一（現ＪＲＡ騎手・福永祐一さんの実父）さんのリハビリ動画を見ました。本当に大変だっただろうなと思うと同時に、福永さんとご家族や支えてくれる仲間たちとの絆エネルギーには頭が下がりました。

一九七〇年から一九七八年までの九年間、競馬界における全国順位で一位を取り続けるという快挙を成し遂げた福永さんは、その翌年の一九七九年三月の毎日杯で落馬、脳に深刻なダメージを負いました。

その後、福永さんの奥さんはドーマン法（脳障害に対するリハビリ手法）を試すために夫と渡米、帰国後から懸命なリハビリ生活が始まります。

私が注目したのは、福永さんのやる気、そして家族など周囲からの励ましです。厳しいリハビリに必死に取り組んでいる様子を見ていると心を揺さぶられます。

ＹｏｕＴｕｂｅのような無料動画も、こういう形であれば効率的かつ生産的なメディアと言えるかもしれません。

長年の厳しいリハビリへの取り組みは回復への明確な意思表示であり、そこに流れるのが強い意識エネルギーです。

前向き、楽観的な心持ちでいることに加えて、**諦めない＝いつかできると思うことが重要です。**

自分に合うことから「至福の時間」を生み出す

生きていると、そこかしこで「自分に合うもの、合わないもの」が見えます。それが仕事だったり家族だったりすると、ある程度は自分でも努力をした上で周囲の気持ちをわかろうとする、相手に合わせようとすることは不可欠ですが、それでも努力の結果として合わないものとはお別れするしかありません。

有無を言わせない空気の中で皆が自分を極限まで押し殺しながら生活していた近代以前とは違い、現代は自由な社会です。全体を尊重しながらも個性を重視する社会ですから、その点は大事にしないといけません。従って、互いの個性を理解した上で、本音で好きだと思えること、楽しいことをすればいいわけですが、それが自分でわからない人もいます。でも、実は簡単です。**必死になれること、それをやればいいのです。**ぜひ探してください。

「没我（我を忘れる）状態」とも言われますが、そうなれるということは、そこに何か自分にとっての大きな意味があるのです。同時にそれはカタルシス（気持ちの浄化）にもなりますから、そんな状況はすごく重要です。

よく「寝食を忘れて」という表現をしますが、まさにあの状態です。そんなふうになれるものがある人は、本当に幸せでしょう。好きなもの、好きなことに集中する、熱中できる時間は私たちの人生における「至福の時間」です。だからそんな時間をできるだけたくさん取ったほうがいいのです。

読書でも映画でもいい、スポーツでも旅行でも料理でもいい。自分が好きなことは自分に合うことであると同時に、そこからたくさん学べるものがあります。

自分に合う、合わないということで言えば、食事も同じですね。

食はまさに私たちの生活の中心軸です。

人間の身体は食べたものからでしか構成されないからです。余計なものを食べるとそれも取り込まれるし、必要なものを食べないとそこで摂取できるはずの栄養素を取り込むことができません。

ひと昔前までは偏食は良くないといった風潮がありましたが、今では無理せず食べることが食卓の基本となっていると思います。ですので、食べてみてどうにも自分に合わないと感じたら無理して食べ続ける必要はないでしょう。もちろんアレルギーのある場合は別として「食わず嫌い」はいけませんが。

その素材なり料理が自分に合うのか合わないのか、その味覚が好ましいと感じるのか感じないのか、食べることなく、なんとなく嫌だと思っているレベルでは、それがわかりません。

「食べてみたら意外とおいしかった」という話はよく耳にします。

食わず嫌いは、なんらかの理由で食材や料理自体に対する間違った情報が刷り込まれている可能性もありますから、こればかりは本人の「きっかけ」を待つしかありません。

食事やダイエットでブームに踊らされない

食事で大切なのは「食べることのできる感謝」の気持ちです。

朝食なら、天に感謝しつつ「今日も一日頑張ろう」という思いで、夕食なら、やはり天に感謝しつつ「今日も一日ありがとう」という思いで、一生懸命に食べましょう。同時に私たちが食して身体に取り込もうとするのは無数の命です。その命に感謝しながら食べましょう。

ここで気をつけたいことは、**食事中はあれこれ頭で考えないこと。**

一緒に食事をとる相手と「今日はこんな人と会うよ」「こんなことがあったよ」と会話をするのはとても大事なことですが、難しいことを考え始めると窮屈に感じて食事を楽しめません。メディアでもその時々で「この食べ方がいい」とか「この食事法がいい」といったブームがあります。バナナダイエットだとか、トマトのリコピンがどうだとか、玄米が栄養があって身体にいいとか、本当にいろいろあり過ぎてただ振り回されてしまうのがオチです。

そもそもブームは仕かける側の「作為《さくい》」が大きく影響しますから、一時の流行りに踊らされることのないようにしたいものです。野菜でも果物でも小魚でも、私たちが生きて行く上で必要な栄養素は十分入っています。あまり細かいことは抜きにしてそれらをバランス良く食せばいいだけの話です。

ところで私は肉を食べないと先述しましたが、べつに主義主張があってそうしているわけではないので、どうしても避けられない状況では、感謝の気持ちでいただいています。

ある時に牛の悲しげな顔がポッと浮かんだことを境に、私は肉を食べなくなったのですが、だからと言ってこれを万人にお勧めするつもりは毛頭ありません。私の周囲にも肉が好きな人はいるし、肉を食べると体も心も強くなるとか、老人は肉食をすると長生きする、と主張する医師もいますので、結局はそれぞれの価値観に基づいて食生活を送ればいいのだろうと感じています。

ただ、悲しげな牛の顔は、私へのなんらかのお告げみたいなものだったのかなと思うことがあります。食生活が変化する時には、誰しも大なり小なり、お告げと言うかサインみたいなものが現れるのかもしれません。

ちょっとまえまで普通に食べていたものを食べたくなくなる、逆にいっさい食べたいと思わなかったものを急に食べるようになる。経年というか加齢に伴う体質の変化も影響すると思いますが、こういうサインは自分でしっかりとらえたら良いのだろうと考えます。

健康をもたらしてくれる「食事の基本」

健康法に関する正解は、正直に言えばなくて、人それぞれだと思います。

本書を読んでいる人の中には「何か助言が欲しい」という人がいるでしょう。世にある健康法を次々に試している人、これは効いた、あれはダメだったとさまざまな手法について詳しい人など、いろいろな人がいるでしょう。

先に睡眠のところで「朝起きた時の爽快感があるかないか」という点に触れましたが、睡眠時間ひとつ取っても私たちはひとりひとり違います。

食事だって、ご飯（お米）が好きな人はご飯を食べないとパワーが出ないと感じるし、パンが好きな人もいれば、サラダを主食にしている人もいます。肉が好きな人もたくさんいますし、穀物や発酵物を中心に食事メニューを組んでいる人もいます。最近では、スムージー（凍らせた果物もしくは野菜を使ったドロドロ状の飲み物）が流行し始めていますね。

食事だけとってもこれだけ趣向の違う私たちなのですから、万人に適用される唯一の健康法があるのだと考えることには無理があると言わざるを得ません。

だからこそ、自分に合うとか合わないということを把握することが大切です。

そもそも大前提として、自分にとっての最適なものがそれぞれ違うわけですから、まずは流行りに振り回されないようにすることが先決です。あらかじめそれを意識しておかないと、人間は弱い生き物ですから「あれがいい」「こっちのほうが効く」と喧伝されるとすぐによろめきます。

それでもあえて挙げると、**誰にとっても効果的な食事に関する健康な食べ方は、食べ過ぎないこととよく噛んで食べること。**

古来、言われ続けて来たことで間違いないことがいくつかありますが、それがまず「粗食」であり、次に「バランスの良い食事」であり、さらに「寝るまえに食べないこと」。この三つは健康法と言うよりも「食事の基礎」です。

寝るまえに食べないことはとても大事です。食事という行為は胃袋にとっては絶えず運動をしているようなものですから、運動が無事終わり、一日の仕事を終えてゆっくりと休める時間をつくらないといけません。

同じ病気の治療でも世代により違う

健康法全体で言えば、たまに「医師や病院にはかかる必要がないですよ」と極端な主張をする人がいます。

もちろんそこに真理もありますが、西洋医療の全否定の意味で捉えないほうが良いと思います。西洋医学にも当然ですが得手と不得手があるからです。

ほんの一例ですが、急性期医療、つまり急に容体が変わるような状況、例えばケガをしたとか、薬を大量に飲んでしまったとか、熱中症や低体温症といった外的な環境による異常とか、さまざまな感染症の類いとか、そういうものへの対処という点では西洋医学は比較的、強いなと感じています。

逆に慢性期医療、つまり時間をかけて容体が変わるような状況に対しては、西洋医学は弱いなと感じます。

あえて例えるなら「加齢に絡むもの」に対する的確な対処は現在の西洋医学ではなかなか難しいでしょう。

加齢（老化現象）に見られるように、どうしても「老と病」は表裏といった関係になる点が多く、そういうものに関して西洋医学による恩恵は限定的です。加齢は、病気ではなく老化現象であるのに、患者本人がそれを認めたくないという傾向も世間には根強くありますから、仕方なく薬を出すという面もあるのです。

先にリハビリのところで触れましたが、そういうレベルになると、当人の持つ意識が極めて重要になるのは容易に理解できると思います。

逆に東洋医学は、先ほど挙げたような急性期医療よりは慢性期医療で効果が上がるところがあります。

だからこそ、これまで切り離されて来た西洋医学と東洋医学というふたつの流れが上手に交わることが、新しい医療を作り出す原動力になると思うのです。

ちなみに「医師にかかるな、病院に行くな」と主張されている医師の方の視点を見ると、高齢者を主体とした話が多いのに気がつきます。つまり「ある限定的な条件下において医療を受けなくていい」人たちに対するメッセージとして、医師にかかるなと言われているのでしょう。

例えば七〇代とか八〇代、あるいは九〇代といった年齢の方々のがん治療では、平均的に見ると代謝率が低く、その転移スピードも比較的遅いことから場合により下手にがんをいじくり回さないほうがいいという感じです。

その点については評価します。ターミナルケア（終末期医療）はそういう場合の対処法として重要です。

それでは一〇代、二〇代、あるいは三〇代に対してはどうなのか？

若い世代は代謝率も高いことから、当然ながら転移スピードも総じて高いものです。そんな状態で医師にかかるな、病院に行くと殺されるなどと声高に言われると、本人も家族も戸惑うでしょう。

私がここで強く言いたいこと、それは**「なんでもかんでも一緒にするな」ということです。**十把一絡《じっぱひとから》げにできるほど、人間は単純にできていません。世代ごとに、運動で磨くべき重点部分、ホルモンバランス、気をつけるべき疾患、そういうものがそれぞれ違います。

西洋医学にも東洋医学にも得手不得手があります。なるべく病院に行かずに済むよう、日頃から食事や体調管理に気を配ることは大事ですが、万が一の時には速やかに医療を頼るようにしてください。

第四章　社会における私たちのお役目について

～ご縁があるからこそ、思いは実現へと近づく～

あなたの仕事は社会の役に立っている

仕事は私たちにとって重要なお役目です。

没我、つまり夢中になってやれるのが本当に理想的ですが、必ずしもそういうわけにはいきません。

採用試験で落ちて今の会社しか行けなかった、あまりよく考えずに今の仕事を続けている、毎月お給料をもらって食べるためには仕事をするしかない、そんな気持ちで毎日を過ごしている人もいるでしょう。

でも、これもご縁と思ってまずは「石の上にも三年」ではありませんが、頑張ってみてはいかがでしょう。

そのうちに思わぬ気持ちの変化が生じてくるかもしれません。見極めは必ずしも容易ではないとは思いますが、まずはとことんやってみてはいかがですか。

私は諦めないことの大切さについて考えると思い出す人がいます。

一九七八年、人類史上初めて犬ぞりでの北極点単独行とグリーンランド縦断単独行を成し遂げ、世界で最も勇敢なスポーツマンに与えられる英国の「バラー・イン・スポーツ賞」を受賞した不世出の登山家・冒険家植村直己さんは、生前よく「諦めないこと。どんな事態に直面しても諦めないこと」と言っていました。

植村さんは、明治大学山岳部に入った当初は「ドングリ」というあだ名がつくほどよく転んで仲間にバカにされたので、彼らに追いつこうと猛トレーニングを重ねた努力の人でした。

この人の、気の遠くなるような数々の偉業を支えたのが不屈の闘志でした。

どんな仕事であれ、それに対する責任感はそれぞれであって然るべきです。そもそもなぜその仕事に就いているのか、なぜその仕事を続けているのか。たまたまとかなんとなくと口にする人もいますが、あなたが現在、その仕事に対してどんな感情を持っているにせよ、**その仕事をやることになった〝きっかけ〟はあなた自身がつくったことは紛《まぎ》れもない事実です。**

なぜなら、あなたがその仕事をやろうと決めたわけです。誰かに勧められたにせよ、あるいは誰かに強制されたにせよ、そこでの最終判断はあなたの自由意思に基づいていることをしっかり認めてください。

そして今あなたが就いている仕事は、多くの背景が相互リンクしてあなたとご縁がつながったのだと思ってください。

まずは**現在の自分自身を受け入れることが大切です。**

昔の日本人はそんなことを考えることすら愚問だったのだろうと思いますが、現代は職種や業界が複雑化し、自分の仕事（立ち位置＝ポジション）が社会のどのあたりに位置しているかが見えにくくなっているのも事実です。

反社会的な行為はともかく、一般的な仕事は社会の役に立っているから存在しているわけです。

だから立ち位置なんて見えにくくてもいい、それこそ余計な心配は不要です。皆に分担されたポジションがあるからです。

稼げる、稼げないで仕事の価値を判断しない

近年、仕事に対する責任感が薄れたのではないかと言われる理由にはさまざまありますが、一番大きな理由は、戦後の日本という国家が「格差社会」とか「競争社会」とか「弱肉強食社会」とかいう言葉に象徴されるように、いわゆる「他者と自分を比べて優劣をつけること」に対して猪突猛進《ちょとつもうしん》したことが大きいのではないでしょうか。

和するという、古来日本人が最も大切にしてきた思想ではなく、比較する、競争するという西洋の思想に感化されてしまったわけです。

海の向こう、とりわけアメリカから入って来る考え方やライフスタイルはなんでもいいものであり、正しいものであり、素晴らしく見える、日本人が本来の姿を失ったこの状態こそ、戦後約七〇年における平均的な姿でした。多くの日本人は先を争うようにして欧米から輸入される思想、商品、ライフスタイルに飛びつき、その結果、国家全体が過度の競争社会化したように思います。

人間にはそれぞれ、得手と不得手、より本質的には多様性があります。それを自覚す

る、あるいは周囲が認知することは必要だと思いますが、他者と自分を比べて一喜一憂することには意味がありません。

皆、学習中の身であり、それぞれが経験を通じて学びを得ることができれば、それでOKなのだと思います。

他人から見て「あの仕事は稼げない」「需要が乏しい」「人に使われている」「きつい し大変だ」などという勝手な評価を受けたとしても、本人がなんらかの意義を感じて取り組んでいるのなら、それは立派なことです。

先述しましたが、そこに没我という境地があるのなら、もう最高の人生ではないでしょうか。

本来の日本人は他人からの評価にあまり左右されず、日々黙々と仕事に励んでいたはずです。

稼ぎが悪くとも、仕事には誇りを持って必死に働いていたはずです。

外部の評価に踊らされることなく、誰も見ていなくてもスペック以上に真心を込めて仕上げてきたのが日本人でした。

日本人ならその気質を受け継いでいるはずですから、仕事に対するしっかりとした責任感を持てるはずです。

戦後、さまざまな思想や思考に翻弄され、インターネットが登場し始めると、「できるだけ楽をしてたくさん稼ごう」「毎日真面目に働くなんてバカらしい」などという歪《ゆが》んだ流れに毒され始めている面があることも事実ですが、仕事はそんな適当なものではないはずです。

仕事の理想は、私たちが「お役目を果たしている」と感じることです。どんな仕事であれ、そこは変わりません。その仕事に取り組んでいる間、真剣に取り組んでいると余計なことは考えていないはずです。

宮司が祝詞《のりと》を唱える、住職がお経を唱える、いずれも余計なことを考えていないはずです。

一途にお役目を果たそうとする時には余計なことを考えないものであり、それが没我という理想の境地です。

敗戦により歪んだ日本人の価値観

先ほどアメリカの話に触れましたので、歴史の話を少しだけさせていただくと、戦後の日本は米軍人と米民間人の多数によって組織されたＧＨＱ（連合国軍最高司令官総司令部）の支配下で見事にコントロールされていました。

彼らは今次大戦でアメリカを窮地に追い込んだ日本が二度と立ち上がらないようにとさまざまな仕かけを施しました。

その中で「War Guilt Information Program（ＷＧＩＰ：戦争犯罪宣伝計画「戦争についての罪悪感を日本人の心に植えつけるための宣伝計画」）」という思想工作が徹底して行われました。

それは日本人にかけられた強い洗脳でした。

このプロジェクトに基づいて日本は戦後、「ナショナリズムは危険である」「戦前の日本人は全部間違っていた」と、日本人としての歴史や誇りに至るまでそのすべてを捨てさせられました。

壮大なプロジェクトの結果、教育観、仕事観、経済観、家族観、さまざまな局面で時間の経過とともに強まったのが「利己主義」です。

社会全体の利益ではなく、まずは個別の利益を求める風潮は、私たち日本人に広まってしまいました。

他者とともに生きて行くのではなく、まずは自分が生きることを優先する。徹底した競争主義、区別と差別の混同、格差の拡大を厭《いと》わない空気（競争の結果として当然と考える）、あまりにも強欲な市場経済至上主義とそれを支持する日本人たち……「我が、我が」という我欲に満ちた今の社会こそ、戦後の日本管理を一手に握ったアメリカのシナリオが見事に実現した結果であり、彼らが創造したものこそ「日本人らしくない日本人」でした。

長年、いろいろな組織で働いていると、空気の読めない人が増えたなと感じますが、自己主張という言葉の意味を正しく理解できない日本人が増殖していることは、この利己主義が代々、徹底して作用している証拠だと考えます。

日本人が戦争終結にホッとして戦前のすべてを害毒として捨て去ってしまおうとした

庶民感覚は十分理解します。私を含めて現在の社会で働いている人間の大半が戦後生まれですから、戦争中、いかに大変だったかを実体験していない分、本当の辛さを知ることはできません。

しかしながら道徳を含めた教育の徹底というカリキュラムまでも全部捨て去ってしまって、アメリカのソフトを輸入・依存したことはとても問題です。

日本の教育現場では、親の大切さ、国（郷土）を想う心、日本の歴史、友人のありがたみ、お互いさまの心、おかげさまの気持ち、本当に大切なことを若い世代に教えていました。

一九九〇年代から二〇〇〇年代にかけて世間を騒がせたオウム真理教の事件に代表されるように、ある領域ではよく働く頭脳を持っている人間たちが闇に取り込まれていく様を見ていると、人間の弱さを痛感すると同時に人を支配することの怖さが身に沁みます。

その根底には「自分を否定する感情」があります。

自分を否定し続けると、人間は外的な影響でいかようにも変化します。変化すると言うより、「変化させられる」と言ったほうが正しいでしょう。洗脳というのはそのプロセスのことです。

これは仕事に責任感が持てない気持ちと同じです。自分への自信のなさの裏側には、外部評価の奴隷となっている自分がいます。他者からどんなふうに思われているのか、他者が自分のことをどう考えているのか、それが気になって仕方ないのです。支配しようとする側は、相手のそんな弱い部分につけ込みます。

こういう構図そのものが、日本人には相容れられない図式です。

構図の中心には「自虐史観《じぎゃくしかん》」がありますが、日本人は全部がダメだった、アメリカが正しいから従おう、皆考え直さないとダメだ、戦後に植えつけられたそんな思想が時間を追うごとに強まり、弱くなった気持ちに海の向こうからやって来た新しい価値観が導入され、現在のようないびつな国家が形成されました。

それでも私はそこまで歪んだ意識を植えつけてくれたアメリカに、内心感謝していいます。なぜならようやくアメリカ型の支配管理手法がいかに矛盾に満ちたものだったかと世界中が気づき始め、日本人も遅ればせながらようやくそこに気づき、本来の日本人として目覚めようとしているからです。若い世代ほどそのスピードが速いなと感じます。長年、日本人を洗脳し続けた自虐史観という存在は、まさに反面教師として、日本人をあるべき方向に戻してくれる装置だったのでしょう。これもアメリカのお役目だったのかなと思わざるを得ません。

さらに**日本の救いは天皇陛下がいらっしゃることです。**

天皇というお立場は「国民の幸せと国家の平和を祈る最上位の人」です。東日本大震災から一年が経った日の式典における天皇陛下の言葉はずしりと響きました。有事を想定していない歪《いびつ》で不自然な憲法、すぐに混迷を極める政治、享楽に走りがちな国民、周辺国からの経済圧力、どんなに行き詰まった状況でも、天皇陛下は日本国民と日本国のために日々祈って来られました。私たちは今こそ、その御姿に真摯《しんし》に学ぶべきだと思います。

自分がやるべきことをしっかりやる。迷わずに行なう。お役目を果たすということは、そういうことではないでしょうか。

あと少しで終わりそうならそこまで必死にやる

若い人たちに責任感を持つということを教えてほしいと頼まれることがありますが、これは本当に困ります。

責任感はもともと私たちの中にあるからです。

責任感を持っていないように見える人は、自分にふたをして誤魔化している人です。他人からの評価がいちいち気になり現実から逃げている人もいれば、社会における疎外を感じてお役目が果たせない人もいます。

やるだけやって次の仕事（職種・業界）に移動するのはわかりますが、**仕事は途中で投げ出すものではありません。**

これはまさに責任感のなさがなせることで、一時的には現実逃避できますが、また必ずどこかで同じ状況に直面します。**課題はついて回りますからそこで自分が向き合って解決しないことには終わりません。**

その流れで言うと、鉄道や飛行機や船など大勢の人間の命を預かるような運転手やスタッフの方々、あるいは建設作業の現場で働く方々は、仕事の質を考えると交代勤務（交代制）で臨むのが当然ですが、一般事務職というかデスクワーク、特にプロジェクトで臨むような仕事まで時間で区切るような風潮になった弊害は大きいでしょう。

そこでは時間いくら（月いくら＝日割りでいくら＝一時間いくら）で自分が働いているという意識しか芽生えません。

そう言うと、いかにも私がワーカホリックの代表格みたいな錯覚をされる方がいるかもしれませんが、連日、早朝から深夜までひたすらに働きなさいと言うのではなく、「もう少しでこの仕事が終わるけれど、五時になったから失礼します」と退社するのはいかがなものかと思うのです。

今の社会の仕組みと風潮もよく理解しているつもりですが、私自身はそこに、個人が責任感を持つことが徐々に難しくなっている背景を感じています。「きりのいいところまでやる」という風潮は、ちょっとまえまで日本人の大半が普通に持っていた感覚ではなかったのかなと、不思議でなりません。

あと少しで終わりそうならそこまで必死にやる、すると必ず達成感があります。それが自分にしかわからない感覚でも、**達成感があるかないかで仕事そのもののクオリティや以後の向き合い方が変わります。**

どんな仕事をしていても必ず壁にあたります。悩んでばかりでうじうじと愚痴をこぼす自分が次第に嫌になると思いますが、そういう時はいっそ悩むことそのものをやめてください。思い悩むという行動を手放すわけですが、私はそれを「流れに身を任せる」と表現します。

自分が就いているその仕事は、なんらかのご縁（きっかけ）があるからこそやっているわけであり、そうであれば流れに任せてみるのも悪くありません。流され過ぎておかしな方向に行っているなと思ったら、そこで修正すればいいのです。

どんなに地味な仕事でも、どんなに日が当たらないと感じる仕事でも、世の中が回るために必要だから存在しているわけです。

そこで自分が与えられたポジションがあるのはご縁のなせる業《わざ》であり、そうであるのならまずは懸命に取り組むこと。

誰のためでもなく、自分のために必死にやってみてください。

必死に取り組むことで、必ず己の姿が見えます。

すると「自分はこの仕事しかできないから」とそれまでネガティブだった気持ちが、「自分はこの仕事が意外と好きかもしれない」とポジティブな方向へと変化します。さらに**懸命に取り組んだ日々は、ほかの誰もが持ち得ない貴重な財産です。**

サービス業だろうと商社だろうと製造業だろうとメディアだろうと、会社というのは受益者（消費者）の側に立った経営をすべきだと常々思いますが、経営者だけが意識改革をしたところで会社は向上しません。

会社の大半は一般社員です。社員が正しい方向で懸命に働くと会社は向上しますが、同時に日本社会全体が向上します。

中今を生きる

医療現場にも通底《つうてい》する話ですが、何ごとも解決を図ろうと急ぐと、ろくなことがありません。「急《せ》いては事をし損じる」とはよく言ったもので、まさに人生の基本です。

特にお金に関して私たちは焦りを感じがちです。

営業マンなら今月のノルマを達成できないとか、経営者なら第二四半期とか上期の売上高が足りないとか、主婦なら預金口座からの引き落としに残高が足りないとか、いろいろな悩みがあるでしょう。一刻も早くなんとかしたいと焦る気持ちは理解しますが、人間、焦るとおかしなものをつかみます。

すでに焦って仕方がない時、あるいはいよいよ土壇場に来てしまったなと感じた時の対処法については、どれが最適なのかは私にも断言できません。

それでもひとつだけ挙げるとすると「あがくことをやめる」ということ。

諦めの境地（諦念《ていねん》＝真理の悟り）とも言われます。大なり小なり経験があるかと思いますが、苦しい状況というのはずっと続くわけではなく、ある時を境にいきなり落ち着きます。負の連鎖が止まるのです。

結果としてわかるのは、**嫌な状況や苦しいことは一過性のものであるということ。**努力してなんとかなるならいいのですが、どんなに努力しても叶わないものもあります。

その時にどう考えるか？　私たちの姿勢が試される瞬間です。あれはあの時のお役目だったのかなと、事後に感じることもあるでしょう。

ちなみに何をやってもうまくいかない時期が、人生にはたびたび訪れると思います。こういう時期に新しいこと（仕事、事業）をやろうとしたり、新しいポジション（立場）に変わったりしようとすると、なぜかうまくいきません。

人それぞれにバイオリズムがあるのだと思いますが、そういう苦しい時期は急かず慌てず、ただ静かに充電するのがいいと思います。読書や勉強に集中する、いろいろな人に会って話を聞く、行きたかった場所に時間を作って行ってみる……たしかに目先の利益にはつながらないことかもしれませんが、未来への先行投資（種まき）をしていることには違いありません。

何よりも大事なことは、**目の前のやるべきことに集中することです**。つまり**中今を生きることです**。やるべきことに集中することで、それまであまり思わなかった仕事の醍醐味《だいごみ》が発見できるかもしれません。

日本の未来を考え直す「分け合う」という発想

必要以上に欲しないという姿勢も重要です。

お金を払えば手に入るから、みんなが持っているから、あるいは誰もがやっているから自分もと、そんな貪欲で軽い思考を野放しにすると本当に必要なものとそうではないものとの区別がつかなくなります。

つい口に出る「みんな」「誰でも」という言葉には重みがありません。周囲にいる一部の人を世の中のすべてと単純に錯覚しているに過ぎません。

常に頭のどこかに「知足」という言葉を置いてください。

読んで字のごとく「足るを知る」ということです。感謝、知足。このふたつはいつもセットです。

生きていることに感謝しつつ、いつも足りているのだという事実に気がつくこと。たったそれだけで翌日からのすべての行動が変わります。

年配者の中には、「いや、自分は全然、何もかも足りていない」そのように口にする人もいます。

また、「そんなことを言うから若い世代に覇気がなくなるのだ、もっと貪欲に獲りにいかないとダメだ」と主張しますが、逆に餓鬼《がき》道を地で行くようなそんな発言を繰り返しているからこそ、いつまでも争いごとが消えないのです。

もっともっと、今以上にたくさんのお金が欲しいという意識は、おそらく大勢の人が持っていると思いますが、お金を手にしたら何がしたいのでしょうか。家を買いますか？　海外旅行三昧《ざんまい》ですか？　店を丸ごと買い上げるほどのショッピングですか？　高級車の購入ですか？

こういう物質的欲求で人生の本質が満たされると本気で信じているのなら、私からその人に言うことは何もありません。

思うに、過半数の人は「お金は欲しいけれど無理してまで欲しくない」と感じているのではないでしょうか。

お金は便利な道具です。まったくお金がないのは困りものですが、だからといって多くの時間を犠牲にする、心身を削る、誰かを裏切ったり泣かせたりするような思いをしてまで、お金を得ようとすることはないでしょう。

いわゆる「さとり世代」と呼ばれる二十代の若い人たちの物欲の少なさに、マスメディアは警鐘を鳴らします。

この物欲の少なさが国を崩壊させると言うのですが、その論調には賛成しかねます。物欲に塗《まみ》れた中高年層が、新しい価値観を持つ世代に対して嫉妬している絵にしか見えないからです。

ちなみにさとり世代だって必要な物は購入します。

何も買わないわけではありません。お金がないからという理由でさまざまな商品を友人や身内でシェアする、余計な物は買わないという発想はこれからの時代に必要不可欠な視点です。

カーシェアリング、シェアハウス、シェアファッション、シェアオフィス……ここ一〇年くらいの間に登場した「分け合う」という発想は物欲に走って来た日本の未来を考え直す兆候だと感じます。

読書は「知恵の宝庫」であり人生の基本となる

そんな分け合う姿勢、欲しがらない姿勢には素敵な部分がある一方、ちょっと気になることがひとつだけあります。

それは人生で最も必要とされる「意識の向上」まで欲しなくなるのではという点です。そこだけは心配しています。

我欲が消え、物欲が減少するのは人間としてあるべき進化ですが、自分という存在に対する探究心を持ち、「人生、いかに生きるべきか?」という向上心までなくなるのはいけません。

世の中がどういう仕組みで動いているのか、社会とは何か、自分がどういう立場なのか、どんなふうに生きたいのか、そのためには何が必要なのか、生きるための処方箋《しょほうせん》を探す旅こそ人生の本質です。

そこに無関心にはならないでほしいのです。

旅行にはお金がかかる、それにインターネットで見ていれば行かなくてもわかるという発言には探究心が感じられません。

若いうちにしかできない旅、若いうちに経験することが望ましい旅もあります。貧乏旅行でも貴重な視点を養うことができます。お金を使って贅沢な旅をする必要はありませんが、**好奇心を失うと向上心もなくなります。**

あるいは読書。

本は自分で購入すべきだと思っていますが、そこまでの余裕がなく、今それほど購入できなくとも図書館で読むことくらいできます。本は知恵の森です。どんな本にも学びがあります。

だからジャンルを問わず、食わず嫌いをせず、若いうちはとにかく時間がある限り、がむしゃらに本を読んでいただきたいと思います。

これらは自分の血となり肉となります。

人間、アウトプットはインプットからしか生まれません。自分に何も入れなければ、自分から何も出ないのです。

特に読書は人生の基本だと思います。

「インターネットで用が足りるから本は読みません」という人が世代を問わずけっこういますが、ちょっと注意が必要です。インターネットの情報は玉石混交なので、裏打ちとしての本の効用は今でもなくなることはありません。特に古い情報は、必ずしもインターネットに出ているわけではありません。

本から得られる無数の知識や知恵に、いくらお金を積んでも得難い価値があることに気づいてほしいものです。

時間や空間を超えて、世界中のさまざまな人が体験したものがギュッと詰まっている本という存在は「知恵の宝庫」です。

人の間で生きることはこの世で魂を磨く基本

本を読む人間が絶対的に偉いと言っているわけではありません。本だけを読んで対人関係を避ける人は頭でっかちで人生のエピソードが少なく、それはむしろ充実した人生ではないことが明白です。

大切なのはバランスです。

行動力にあふれた日常生活には文句をつける余地はありませんが、そこに読書というファクターを必ず盛り込んでほしい、ただそれだけのことなのです。インプットがあると必ずアウトプットが生まれます。アウトプットがあるのかないのかで、仕事も趣味も人間関係も違ったものになります。

一冊でも二冊でも本を読み始めると、世の中のさまざまなことに興味が湧いてくると思います。

日本経済や世界経済がどう動いているのか、歴史の真実とは何か、科学・医学とは何か、人生とは何か、仕事とは何か、政治とは何か、文学とは何か……このように枚挙に暇《いとま》がありませんが、私たちの知らないところで激しく動いている多彩なダイナミズム(活力)に目を向けるようになります。

これこそ、まさに社会参加です。

本はその仲介をしてくれます。私には家族も家も自家用車もありませんが、本だけは山のようにあります。自分が他界するまえにこれらをどうするか、そこはしっかりと決めないといけないほどの数です。

これまで人生の節目で多くの本に助けてもらいました。どの本にも感謝してもし切れません。本のおかげで知識が増えただけでなく自分と他者の関係を意識することができ、そこから問題意識を自らに提起することができました。


私たちは生まれながらにして「人の間」で生きる宿命を背負っています。


そこからは何人《なんぴと》たりとも逃れられません。これが社会で生きていることの根本です。

「人の間」で生きるという考え方は、私たちがこの世で魂を磨く基本だと思います。

だからこそ自分に合うか合わないかは別にして、世の中のさまざまな考え方、さまざまな事象に好奇心を持つこと。

その上で自分なりの考えを自分の中で育てること。

いつも自問自答しながら健全に考えること。

世の中の流れに容易《たやす》く流されないこと。

それがあなたの大事なお役目です。安きに流れることは人生を放棄することと同じです。平穏無事な毎日が続くように見えて、私たちの人生は意外と波乱万丈です。

そしてそれが人生だと感じます。

事実は小説より奇なりと言われますが、その言葉はまさに私たち全員に適用されます。**私たちの人生はひとつ残らず大きな舞台であり、私たち自身が主役を演じています。誰かが主役で自分はずっと脇役ではありません。あなたも私も人生という大舞台での主役です。**

これは私たちが死ぬまで続きます。

数時間前まで普通に会話していた方が交通事故でＩＣＵ（集中治療室）に入り、そのまま意識が戻らず他界というケースは救急現場でたくさん見て来ました。そこまででではなくとも、私たちは人生の節目で良くも悪くも多くの経験を積んで来ました。

ちょっと振り返ってみてください。

いわゆるベストセラーなどと呼ばれる小説の中身以上に、自分の人生のほうが意外とドラマチックではありませんか？　自分の人生はごく普通の人生だと勝手に思い込んでいませんか。

手を合わせる祈りは強いエネルギーになる

人生は特に何も変わらないというのは大いなる勘違いです。社会というのはたくさんの人の意識の集合体です。意識がプラスかマイナスかは別にして、人間の持つエネルギーが複雑に入り混じった結果、大なり小なり、その時々の事象を引き起こすわけですが、**エネルギーの大きさは私たちの想像をはるかに超えます。**集合意識の重要性はここにあります。

特に「祈りの効果」が治癒に及ぼす影響は、世界中で多くのエビデンス（証拠）が報告されています。そもそも祈りは宗教団体にのみ許された行為ではありません。祈るという行為は人間が宗教というビジネスモデルを構築するまえから存在していました。**人間が森羅万象とつながるためには祈りが不可欠です。**感謝、願い、あるいは苦しみからの解放など、祈りはその人自身だけでなく周囲の人たちのエネルギーをも一心に集める崇高な行為であり、私たちがいつでもどこでもすぐにできる行動です。

それでも日本人の多くは、そういうエネルギー分析さえも単なるオカルトだと決めつける傾向が強いのです。ICUに収容された患者さんのそばで「早く良くなりますように」と私が合掌していたら、看護師から「先生、縁起でもないことしないでください」と言われたことがあります。まだ一般的ではないので仕方がありませんが、次に述べるように欧米では祈りの治療への効果についてさまざまな検証がされています。

一九八八年、サンフランシスコ総合病院のランドルフ・バードはCCU（心臓病患者を収容する集中治療室）に入室した三九三名の患者を、通常の医療に加えて院外から「回復の祈り」を受けるグループと、通常の医療のみを受けるグループに分け、その比較結果を報告しました。

それによると、祈りを受けた患者グループは祈りを受けなかった患者グループに比べて、明らかに症状が改善していました。

ハーバード大学、コロンビア大学、デューク大学といった名門校でも祈りに関する研究は盛んで、その研究事例は一二〇〇を超えているという話です。

もちろん、気持ちの持ち方の病状への影響の研究と同様で、祈りの性質上、研究ごとの祈りの質を客観的に比較できないので、調査方法により結果に差の出ない報告もありますが、やはりひとつの結果として参考になると思われます。

手を合わせるということはお墓や仏壇の前でやる専売特許ではありません。朝の太陽に合掌、沈みゆく太陽に合掌、これはお天道様に感謝する人間として当たり前の行為です。毎日、お天道様から生体エネルギーをいただきながら、同時に感謝というエネルギーをお天道様にお返しするわけです。

日本でも特に名医と呼ばれる外科医は手術前に祈ることが往々にしてあると伺っています。

京都大学・こころの未来研究センターの鎌田東二教授が、世界的に有名な脳神経外科医の福島孝徳先生にインタビューしていた記事で、福島先生が「難しい手術の時には神様に祈る、そうすると信じられないことも起こる」とおっしゃっていました。まさに「人事を尽くして天命を待つ」とはこのことだと大いに感心しました。

代替治療の中には治療者がクライアントに手をかざすものもあります。気功やヨガをかじったことのある方ならおわかりだと思いますが、手はエネルギーの出入り口。手当てという言葉の真意もここにあると感じます。

失われてしまった感謝の心を取り戻す

生きる上で社会の不自然さに気づくことも大切です。というよりも「より良い方向に社会を進展させるにはどうすればいいか」をひとりひとりが熟考することが重要なのです。

社会には完成形がありません。だからその時々の歪《いびつ》さ、不自然さ、無理加減を推し量《はか》った上で、何をどう改善すればいいのかを議論する、これはその時代に生きる人間に課せられた使命です。

戦後から続けられた社会保障制度の破綻が懸念されていますが、先述した労基法と医師法の間で仕事をする矛盾と同様に、人口動態における労働人口の低下と高齢化の将来的な伸長を加味すると国家が力点を置くべき重要課題は容易に理解できます。

単純明快に言えば、老後保障をしっかりできればしつこいデフレ（デフレーション＝物価の持続的下落現象）が解消できると同時に、一〇〇〇兆円とも言われるタンス預金が世の中に出回るのではないでしょうか。

政府発行の国債が増加してきたのは、内需・GDPが縮小して国民の所得と消費・政府の税収が減少したからです。

マスメディアなどで不正確に報道されているので誤解を招くおそれがありますが、我が国の国債は内債です。「国の借金＝日本国がどこかの外国に借金している」わけではなくて国債を買っているのは国民の金を預かった銀行などです。つまり日本国債は、「政府の国民への借金」です。

少し景気が上向いたくらいでは国民はお金を使いません。なぜなら、いつまた景気が悪化するかわからないからです。タンス預金の主の大半が高齢者です。景気を上向きにするための経済政策を矢継ぎ早に打つと同時に、老後保障をしっかり安心できる形へと改革することが必須です。

日本政府がこれまで国のためにコツコツ働いて来た人たちに往復ビンタで応えることは許されません。

理想というか目標を言えば「亡くなるまで面倒を見ます」というスタイルを確立すること。官僚や政治家というのはそれがお役目であるはずです。

高福祉・高負担で何かと話題になるフィンランドやスウェーデンなど北欧諸国のどういう点を採用して、どういう点は採用しないか。制度疲労の極みまでやって来た感のある日本はもっと議論を尽くさないといけません。歳出を増やさないなら、業種転換により担い手を確保できるような政策も必要でしょう。

老後の保障がある程度の確立を見ると、ほとんどの高齢者が今とは比べ物にならないくらいお金を使うと思います。そもそもあの世にはお金を持っていけません。身内が高い相続税を払うくらいなら生前に使い切ったほうが、本人にとっても世の中にとってもはるかに有益です。

これでわかるとおり、これからはかなりの家族が老人の面倒を見ることが不可能になるのではないかと思います。

周知のとおり、総人口に占める老人の割合が増えて行くからです。逆に今の出生率のままだと総人口は少しずつ右肩下がりに減り続けます。

だからと言って、なんでもかんでも医療側、つまり病院に押しつけることも叶いません。病院経営も大変な時代となるからです。

大家族主義だった時代はとうに終わりました。

自宅で老人が死に、家族総出でそれを看取るというスタイルが高度成長期を経て円熟期に入った日本の大半で消失したのです。

私が子供の頃は、有名人が亡くなったニュースの記録映画などでその模様が普通に公開されていたものです。

今でも思い出すのが、小学校低学年の時に見た、昭和三二年に亡くなった植物学の大家牧野富太郎博士のご遺体に奥様たちが綿で口を潤してあげている様子の記録映像です。その厳粛な〝時〟が日常にありました。

自分の身近から死が遠のいた結果、私たちの自意識に死に対する無用なまでの不安や恐怖心が芽生え、次第に見えない世界（霊性）を冷笑する風潮が根づきました。

宗教に対しても「自分を救ってくれるのだ」という受け身の姿勢が強まり、日本人が本来持っていた森羅万象や八百万《やおろず》の神々に対する純粋な信仰心、つまり万物に対する揺るぎない感謝の心に蓋がされたように思います。

老後の看取りのこれから

家族の面倒をすべて見ることができる世帯は理想的ですが、しかしそこまで完璧にできる世帯は今後、減少していくと思います。

東京都の独居老人率は約四四％です。

独居老人率とは高齢者（六五歳以上）人口に占める独り暮らしの老人の割合です。東京は高齢者の四割以上が独居です。

ちなみに全国平均は二四％（平成二二年度の内閣府調査資料より）。全国的に見ると六五歳以上の高齢者がいる世帯数（二〇七一万世帯）は、全世帯数（四八六四万世帯）の四二・六％を占めます（同調査資料）。

この数字は年々、伸び続けています。

これでわかるとおり、もはや家という単位で高齢者の面倒を見ること自体、不可能な時代に突入しています。

誰がどう見ても現実的に対応できる問題として無理な内容に対して、そもそも何がいけなかったのか、何が原因なのかを延々と議論するのではなく、今そこで起きている、あるいはこれからもっと大きくなる近未来の問題に対して適切な対処が必要なのです。

そのための財政出動は、どんどんすべきでしょう。

政府を小さくして財政出動もせず、「国民は自力でなんとかしてください」では困ります。そもそも国民あっての国家だという視点が抜け落ちた人が増えました。そんなぬるま湯に浸かったような視点を排除する時期にかかっているのです。

そのためにも将来に向けた、きめの細かいサポートが必要です。原資が厳しい状況はわかりますが、例えば福祉国債みたいなものを発行する、その原資でこれまでできていない高齢者サポートを始める、そういうことです。

現状を見ると、介護関連や老人福祉関連の施設で働くさまざまな職員、あるいは自治体のヘルパーたちに支払われている賃金があまりにも安いことに驚きます。これではなり手はありません。

どの分野でもそうですが、その業界への参加者（働き手）が増えると必然的に業界の地位が上がります。

福祉の世界はまだ慈善事業的な色合いが強く、経営者も職員も余裕のない状態のところが多い。介護施設や有床診療所での事件を耳にするたびに、低コストでギリギリのことをやると絶対に無理が出ると痛感します。

自治体や社会福祉法人が運営する特養（特別養護老人ホーム＝安価で入居できる介護老人福祉施設）の入居待機者数が全国で約四〇万人という情報を聞くと、正直困ったなと思ってしまいます。一〇年経っても入居できません。特養自体も圧倒的に供給不足です。

逆に民間企業が運営する有料老人ホームは、お金がそれなりにかかる一方、プライバシーが守られた空間を維持できます。これでおわかりだと思いますが、死ぬ間際まで日本社会は格差社会となっているのです。この現状をどんどんひどくするのか、それともどこかできっぱりと見直すのか。

そのためにも財政のムダを見直す際、どこからどこに原資を移動させるかという視点をもっと積極的に採用して、ダブついているお金が自発的にグルグル回る仕組みをつくれたらと思います。

誰もがいつかは老人になります。他人ごとではなく「自分ごと」として考えたいものです。

社会でのお役目の成就

この「自分ごと」として考えるということは、「自分の思いを実現に近づける」ことと同じだと感じています。このように積極的に「考える」ことを実践できたらよいですね。ただ、そんなに意識的にしなくても、成就するはずのことは、「天の時、地の利、人の和」のタイミングで成就するように思います。必然的に起こることは、起こる時と場所、そしてそれの核となる自分の思い・行動と人の縁で起こる、と実感しています。私の場合は、ある時心に浮かんだことが時間を経てあとから実現したように思います。不思議なものです。

思いというエネルギーは祈りのエネルギーと同じであり、そこには継続性と同時に純粋であることが望まれます。ちなみに自分が望んだ流れで実現が叶わなくとも、別の流れで実現することがあります。

自分の「お役目」

さて、それでは私は自身のお役目をどう考えているのか、ここで簡単に述べさせていただきます。

正直に言って今まで自分のお役目について考えたことはありませんでした。時々人に聞かれた時など、「そう言えばこれからどうするのかな？　自分のお役目ってなんなのかな？」と他人事のように思ったものです。今まで人の求めや勧めに応じてあまり深く考えずに動いてきました。そして今があります。それこそ計画的人生の対極でした。そういう意味で人様の参考にならないような気がしていました。

ところがあるご縁で本を出すということになり、仕事が思わぬ方向に広がりました。時間的余裕のまったくない日々の中で、労力を使って本を書いてそれ（『人は死なない―ある臨床医による摂理と霊性をめぐる思索―』）が出版されてという流れは、以前の私には考えられませんでした。

そもそものきっかけは、のちにデビュー作を出してくれた出版社（バジリコ）の社長とあるパーティで一緒になったことでした。パーティは交流のある作家（田口ランディ氏）の出版記念会だったのですが、そこで「自分で書いてみませんか？」という話を社長からいただいたというわけです。

それまでの私は文章を書くことを、どこか面倒臭がるところがありました。嫌いではないのですが、どちらかと言えば本は読むほうが主体でしたし、仕事上、時間をかけて考えながら書く作業になかなか時間が割けない背景もありました。そもそも書籍のための原稿をどう書いていいのか知りませんでした。

そのくせ頭の中では、

「なんとか日本を良くしたい」

「日本人を本来の姿に戻したい」

と考えていました。

パーティでの出会い後、これも何かのご縁かな、と少しずつ文章を書き始め、そこからかなりの時間が経ち、ようやく出版にこぎつけた瞬間、自分の中でその達成感と同時に「やれる感」のようなものが芽生えました。

書く作業は大変だけれど、何かを伝えたいと思ったらこういう方法もある、こんな自分にもできるのかなという感覚です。

パーティ自体は雑談三昧で終わったのですが、社長からのひとことで私の中で何かが変わりました。ちなみに書き始めた時の内容は、医療における問題点、予期せぬ出来事への対処などが中心でしたが、執筆中に母が他界、その母と霊媒を通じて再会したエピソードがありましたので、その話も盛り込むことにしました。

多くの方に言われたのは、

「母のエピソードがなければベストセラーにはなっていなかっただろう」

ということです。

だから母に助けてもらったことになります。

さらに出版までにいろいろと時間がかかり、やっと実現したのが二〇一一年の東日本大震災から五ヶ月後（八月二五日）だったことも、デビュー作の肩を押してくれたように思います。

「人の本質は魂だから永遠に死ぬことはない」

そんなテーマのデビュー作が、仮に二〇〇九年とか二〇一〇年に出ていたら、果たしてどうだったでしょうか。

東日本大震災で亡くなった多くの方々への鎮魂と感謝、生きている人間のお役目の再確認という作業が行われていた時期に出版されたことは何かのご縁であり、それが私のお役目だったのかもしれません。

たまたま医療界に入り、こんな先を考えない生き方をしていろいろ彷徨《さまよ》った結果、いろいろな人と出会い、いろいろな経験をさせてもらいました。

振り返って思うのは、先の読めない自分の頭であれこれ考えなくてもなんとかなるものだということでした。

その時を一生懸命過ごせて、ご飯が食べられ、寝られたら十分でした。万一しんどいと思いそうな時には、かつてやっていた冬季単独登山の厳しさを思い浮かべ、「今は風雨風雪もしのげる、墜落滑落のおそれもない、横になれる、ご飯も食べられる」ことで安堵していました。

やがて時が経ち日本人が変質していく中で、自分にできることは限られているけれど、どうにかして日本を良くしたい、そのためにはどうすればいいのか、私は仕事の傍《かたわ》ら、ずっとそんなことを考えて来ました。そして、**「天の時、地の利、人の和」というようなタイミングでのご縁で現在こういう形になっています。人間、どこで誰と出会って運命の歯車が動き出すかわかりません。**

私の場合は、長い時間をかけてぐるりと大きく回って間接的に思いが走り、長年の願いの実現に近づいているのかな、と感じています。ありがたいことです。

これから取り組みたいのは、これから日本を背負っていく若い人や子供が、自分や自分の郷土を知り大切に生きていく土台となる、我が国と世界の成り立ちについてやさしくわかりやすい形で紹介していくことです。自分を知ることで自分を大切にする自利の心が育まれ、やがて世界に対して我が国古来の愛と調和の思想を広める利他の行動が取れるようになればと思います。

ご縁のおかげで思いが実現へと近づく

その話をもう少しだけ延長させていただくと、いわゆる「ご縁」は人智を超えるものだろうと感じてなりません。

先の私の出版デビューも本当にご縁だし、デビュー後のさまざまな方との出会いもありがたいご縁です。普段はそれほど気にしないかもしれませんが、あの人の助力がなければ、あのタイミングで紹介されていなければ、そう感じることがあると思います。心配しなくても会うべき人とは本当に会うべき時に必ず会うことになっていると私は思っています。それが縁起《えんぎ》（因果）に基づくものであるという理解に至るまでには、人それぞれ時間がいるように思います。

これまでの本で何度も触れましたが、**私たちの本質は魂であり、この肉体はこの世でさまざまな体験をするために魂が纏う不自由で特色のある道具（着ぐるみ・乗物）です。**魂は別の世界において皆つながっています。サーバーのネットワークをイメージしてくれればいいと思いますが、本来は魂がつながっているという事実から教育していかなければならないのに、それを否定する教育に邁進したから日本人はおかしくなりました。
だから本当はその事実を体験するのが一番の近道ですが、万人がそれをやるのも難しいため、理念的にでもそう思っていただくのがいいでしょう。

つながっているからこそ、ご縁があるのです。

ご縁があるからこそ、思いが実現へと近づくのです。

思いが実現へと近づくからこそ、私たちは「頑張ってみよう」と命のエネルギーを燃やすのです。

命のエネルギーを燃やして行動するからこそ、新しい出会いがあるのです。その新しい出会いこそ、私たちがご縁と呼ぶものです。

そこで大切にしたいこと、それは「内側から聞こえる声に耳を傾ける」ことです。
その声はあなた自身の「本当の声」です。外部評価を気にしたものでもなく、エゴに満ちたものでもない、自分自身の心の声です。私自身は、いつの頃からかこの「内なる声」をイメージとして得るようになりました。だいたいは明らかな映像の形でぱっと来ますが、時には言葉として浮かぶこともあります。迷った時に、一瞬立ち止まっていると浮かぶこともあれば、その時には何も浮かばず少しおいて突然ぱっと来る時もあるので、いつもぼーっとしてなるに任せています。

一方、エゴというのは「強い思い込み」から生まれた自我です。人間は何かとその自我に振り回されます。自我を滅却《めっきゃく》できれば本当の理想郷が誕生するのだと思いますが、これもまた私たちの課題です。人生は自我との戦いに始まり、自我との戦いに終わると言っても過言ではありません。

心の声は一般に「直観（直感）」と呼ばれますが、私たちはそれを理性で抑え込む、つまり潜在意識の奥底に閉じられたファイルとして封じ込めるクセがあります。それが長期間にわたると心身のバランスを欠き、ついには病気になるのです。

苦しい時、追い詰められている時、余裕のない時、一生懸命悩み抜いた時、そういうぎりぎりいっぱいの中でふとした時に限って、心の声が聞こえるものです。自分勝手な思い込みはメッセージとは言いませんが、そうではない、ある種のメッセージが聞こえます。それを聞き逃すと自分の中で再びエゴが闊歩《かっぽ》します。

そのメッセージを聞き逃さないこと。そのためにも先述しましたが「日頃から自分に関心を持つこと」が大事です。敏感体質の方の中には、直接「霊聴《れいちょう》」が聞こえる人もいます。こうした現象は別の次元（私たちが暮らす世界とは違う世界）からのテレパシーに近いと述べる識者もいますが、精神世界の言葉では「チャネリング」と言われます。

私の知人にAさんという四〇歳代の男性がいます。彼は、地方にある、前の大きな会社でそれこそ身を粉にして働き、会社一の営業成績を続けていました。ところが自分のやり方に従っていないからといって快く思わない上司から徹底的に嫌がらせを受けました。ある時、その上司にひどく殴られて突き飛ばされた時、それまで体験したことのない霊聴が聞こえたそうです。

「〇〇業界のB社に行きなさい」

「えっ？　今のはなんだったんだろう？」とびっくりした彼でしたが、今までこのような経験がなかったのでこの時はやりすごしました。

ところが、その後上司に自分が座っている椅子を蹴られた時に再び、「〇〇業界のB社に行きなさい」という声が聞こえました。

彼が偉かったのはここからです。まったく違う業界のB社なんて名前しか知らなかったのに、場所を調べてすぐに会社に連絡して、ローンで購入したばかりの家に家族を残して上京し、その会社に出向いて採用されました。そして今、彼はこの会社の営業活動を担当していますが、まさに天職を見つけた、とまえの会社以上に一生懸命に働いて、大変素晴らしい成績をあげています。

このAさんのように、自分の仕事をとことんまで突き詰めて頑張っていると、何かのきっかけで、あるいは無心になった時、人はそれまでずっと握り締めていた考え方、その立場、あるいは行動様式などを見直す方向へと動き出すのでしょう。まさにこれが「ご縁」をいただいて「お役目」を知る、ということだと思います。

自分の心の声に傾聴するのです。ある意味、人生を見直すには最大のチャンスかもしれません。

自分がやりたいから、やる

そんな「皆がつながっている」という事実をいつまでも受け入れられないために、私たちの中に生まれるのが分離感です。

「自分はどこにも属していない」

「誰ともつながっていない」

「誰にもわかってもらえない」

「友人がひとりもいない」

そんな切り離された感情が独り歩きすると、いつしかこの世を虚しく思います。

私たちのもとはたったひとつです。そこから皆、魂として分裂し出発しました。神道で言うところの「分け御霊《みたま》（分霊《わけみたま》）」です。もとがひとつですから、そもそも嫉妬や羨望を感じる必要がありません。でもその事実を理解できないと分離感が育ち、マイナスの感情が増えます。

「あの人はあんなにすごいのに自分はどうしてもできない、本当にダメな人間だ」と自分を責めがちですが、よく考えてみてください。そもそも同じもとから生まれた仲間です。そのすごい人に向かって心の中で「すごいなあ（俺、私）」、仕事で成功した人に向かって「おめでとう（俺、私）」とエールを送る。できれば口に出して祝ってあげてください。言われた相手はあなたに感謝のエネルギーを送ります。

言葉は、「言霊《ことだま》」と言われるように、私たちの心身に大きな影響力を持ちます。ぜひ良い思いを持って言葉をかけるよう心がけたいものです。

さて、彼らは別バージョンのあなたですが、あなた自身ではありません。もとは同じですから喜びは十分共有できますが、あなたにはあなたの果たすべきお役目がちゃんとあります。そこで頑張ればいいのです。**あなたの姿を見て自分も頑張ろうと決意する人が必ず出ます。**

あんなヤツより自分のほうがと、いちいち張り合ったり比べたりするから余計なストレスが溜まります。誰にでも得手と不得手があるのですから、それをよく考えて自分の得意ゾーンで懸命に頑張ること。その姿勢が一番です。

その頑張る時に、ぜひ気をつけてほしいことがあります。

面倒なこと、ムダに思えることに、むしろ積極的に取り組んでほしいのです。面倒なことやムダに思えるようなことは、誰もやりたがりませんが、トイレ掃除とか廊下（通路）の美化だとか、そういう「自分がやらなくてもいいだろう」という意識をつい持ってしまいそうなことほど、事後に清々《すがすが》しい気持ちになれるものです。

誰かに褒められたいとか、評価されたいという気持ちからではありません。誰にも言わなくていいし、誰かに見せなくてもいいのです。


自分がやりたいからやる。


この気持ちで無心にやること。それが心の浄化へとつながります。

その積み重ねは「継続力」へと変わり、本人も知らないうちに仕事や家事などで発揮されます。

知らないうちに周囲も影響を受けます。不特定多数が利用するような公共のスペースを綺麗にすると気が通りますから、意識エネルギーの循環から言ってもプラスに作用します。毎日そこを利用する人の意識がプラスに高まるというわけです。

詳しい原理はわかりませんが、ある種のお浄《きよ》め、もしくはお祓《はら》いみたいなものと近い作用があるのかもしれません。とにかく空間上の澱《よど》みを除いていることには違いありません。

他界にいる大切なあの人に感謝のエネルギーを届ける

空間の澱みは心の澱みを生み出します。

心に澱みが溜まると良心が曇ると同時に「魔」に囚われやすくなります。「魔」と言うと、ぎょっと驚かれるかもしれません。

魔は、もともと仏教の言葉で、仏道修行や人の善行をじゃまするものを指します。心理学の世界では闇と解釈され、自己啓発という世界ではマイナス思考と表現されます。魔はどこか特殊な場所にあったり特殊な人が持っていたりするわけではなく、いつも私たちのすぐそばに存在します。なんらかの選択に迷った時、あるいは精神的に負荷がかかった時などにスーッと近寄り、静かにその人の中に入り込みます。すると正常な判断を失います。

魔に入り込まれないためには、普段から元気に活動していることが一番ですが、そのためにもご先祖様には毎日、手を合わせましょう。

瞑想（内観）もいいと思いますが、ご先祖様に手を合わせることは誰にでもできること。仏壇があるとかないとか、宗教を持っているとか持っていないとか、そういうことではなく、いつも何かと手を合わせること、ただそれだけです。自分につながる先人たちがいたからこそという感謝です。

それは内なる声に耳を傾けるということと同じです。こういうことは説明がいらないと思うのですが、たまに「どうしてそんなことする必要があるの?」と疑問視して、ご先祖様に手を合わせない人がいます。

先述した祈りの効果のところでエネルギーの話をしましたが、エネルギーはこの世界だけで飛び交うのではなく時間や空間までも超えます。当然、亡くなった方にもそのエネルギーは届きます。本当は誰もが亡くなった方と自由に交信できるようになれば、その事実が理解できるのだと思いますが、それはちょっと難しいこともあり、私自身もその程度の表現に留めざるを得ません。

こうしたエネルギーは古来、日本で「念」と呼ばれました。

祈らないとバチが当たるとか天罰が下るなどといったマイナスの発想ではなく、祈ることで大切なあの人に感謝のエネルギーが届くというプラスの発想です。

見えない世界のことをまったく理解できない方でも、たまに声が聞こえたという話を聞きます。姿を見たと話す人もいます。亡くなった方にしてみれば「ありがとう、また会おうね」と感謝の気持ちで一杯でしょう。

ただ、こういう話をどれほどわかりやすく書いても、万人が素直に受け止められる時代ではありません。人それぞれ違いますから、受け止め方も受け止める時期もさまざまです。不自然だなと思えば、頭も心も抵抗するでしょう。

見えない世界も魂も、そんなものはないのだと頑《かたく》なに信じたければ、それでいいと思います。いずれ亡くなったらわかるでしょう。

私が魂の存在を医師という立場で書くことがお役目なら、そんなもの信じないと主張する人もそういうお役目なのです。

すべての存在はつながっている

ついでに言えば、私たちが口にする「神」という存在は視覚的には〝とてつもなく明

る い光〟、体感的には〝愛〟だと感じます。

時代や民族でさまざまな解釈がなされますから、そこは自由でいいと思いますが、私の個人的な解釈は、神は光であり、愛であり、大いなる力であり、森羅万象であり、つまり自然そのものを含むすべてなのです。人間の言葉では解釈し切れません。西洋的な視点では、神性なるものと物質なるものは違う存在であるときっちり分けられますが(二元論的思考)、東洋的な視点では「万物は一体であり、すべては互いに関連し合っている」と解釈されます(一元論的思考)。

理論物理学者のデヴィッド・ボームとその同僚で脳科学者のカール・プリブラムは「二一世紀には科学と宗教がひとつのものとして研究されるだろう」という仮説を発表しています。すでに欧米の先進科学者たちは、量子力学や余剰次元研究に代表されるような「見える世界と見えない世界の境界」を探求するプロジェクトに注力しています。

世界賢人会議の創設者であり代表でもあるアーヴィン・ラズロは自身の「量子真空エネルギー場理論」によって生命の誕生と進化の謎を解き明かせるという可能性とともに、「すべての存在はつながっている」という事実を科学の側から十分説明できると主張しています。

思想家のケン・ウィルバーは「霊・心・体」を研究するに当たって必要なのが三つあると説明します。

①肉の目（自然科学に代表される外的物質世界を認識する経験主義的視点）

②理知の目（哲学、論理学、心理学という知と心について考察する合理主義的な主観的視点）

③黙想の目（霊性という超越的リアリティについて考察する神秘主義的視点）

以上の三つです。さらに「それぞれの視点を同列に議論することは誤りである（カテゴリー・エラー）」とウィルバーは述べています。これは近代科学が推進して来た物質主義的世界観に対する皮肉です。

また、哲学者エマヌエル・カントも、霊性の領域は人間の理性や認識力を超えているから検証できないと主張しています。彼らは立場によって少しずつ主張が異なりますが、その主張の根底には見えない世界の存在があります。私たちの知らない世界があることを知っているのです。

私自身は長年にわたって仕事をしてきた医療現場でそれを体感しました。自分の身にも現在の科学が採り得るアプローチで解明できないことが起きました。それを再現せよと言われると難しいので現在の科学という範疇から外れるわけですが、自分では霊性を理解することができましたので、あとは世の中の人にどういう形で伝えて行くのがいいのかを考えることが義務だと思います。本を書くのはその一環でしょう。

そんな難しい話ではなくても、私たちは大自然の中に身を置くとその気持ち良さに圧倒的な気分になります。

「神」という単語をわざわざ持ち出さずとも、自然界の輪廻こそ私たちの還るべき場所であるという事実を知っています。物質主義が行き過ぎた果てにあったのは、一部の人を除いて大半の人が幸福にはならないという惨憺《さんたん》たる結果でした。その認識を世界中の人が共有し始めています。

だからこそ先に述べた「万物は一体である」という東洋的な視点に、今後は世界が戻って行くような気がします。

お役目を全うして楽しい人生を送る

日本人は古来、八百万の神々という思想が根づいています。万物への神宿りという思想です。だから「万物は一体である」とする一元論的な東洋思想は素直に受け取れます。それがしっかり感じられることで、誰かから教えられなくても自己の中から自然と感謝の気持ちが湧き上がります。

自然界だけでなく自分以外の他者に対しても大きな感謝の念が生まれます。同時に使命感も生まれます。使命、使命と探したところでさっぱりわからなくても、万物の神宿りという思想が腑に落ちればそれは解決します。

つまり自他同然という言葉の深意が理解できるのです。自分と他者は違うけれど、実は同じであり、でもまったく違う人生を楽しむために生まれて来た仲間だという真実が、活字でなくわかる瞬間が訪れます。そのためにも、日頃あまり心の世界、精神世界に関する本を読まない方にも、少しでいいから触れてほしいと思います。たった一冊の本が人生を変えるきっかけになる可能性もあります。

お勧めのものとして、まずこの方面の案内役としての良書では、山川亜希子・山川紘矢著『30冊の本』（PHP研究所）があります。この中で紹介されている本でご自分の気に入ったものを選ばれたらよいかと思います。

さて、臨死体験、超常（常識を超える）体験、不思議な能力など、自分の理解を超えるような経験がある方は、それを封印しないでください。

人間が恐怖を覚える対象は自分が知らないこと（未知領域）ですから、たしかに怖いかもしれません。でもそれはあなた自身が「次のステージ」に、周囲の人よりもちょっと早めに進むためのきっかけかもしれません。そのきっかけを潰すことなく育ててほしいのです。なぜなら、それがあなたのお役目だからです。

それに臨死体験をした方の多くは、体験後の人生が前向きに変化しています。この世とあの世の「仕組み」がわかってしまうと、それまで自分が抱えていたストレスや悩みが実にちっぽけなものだと理解できるからです。至福を感じたと語る人もいます。できればそういう体験後、パソコンでもスマホでもノートでもいいので、その詳細をどこかに書き記すことをお勧めします。最近はブログなども一般に普及していますからそういうものでもいいと思います。後世の役に立つかもしれません。もしそうなら、それは人類全体に対する立派なお役目です。

神社に行っても何かを感じる人と感じない人がいますが、無理に感じようとしなくても「あっ」と何かを感じる瞬間があると思います。

どうかその感覚を大事にしてください。人によって違いますが、それはちょっとした安心感であるとか、あるいは声とか映像かもしれないし、そこに共通するのは深い愛に包まれた言い知れぬ感覚です。

私がここで使った〝愛〟とは、肉体を伴う形での対人愛（親子愛、兄弟・姉妹愛、夫婦愛、性愛など）ではなく、いわば「守られている（包まれている）」という感覚です。自分は大きなものに包まれている、ゆったりと守られている――そこに対する感謝です。

時にそれは「内在神」と呼ばれたりしますし、「内なる力、内なる光」と呼ばれたりします。呼び方に重要性があるのではなく、それを感じる心が大切です。キリスト教でも四福音書（イエス・キリストの言行録、マタイによる福音書、マルコによる福音書、ルカによる福音書、ヨハネによる福音書）には「あなたの中に神があり、神の中にあなたがある」というような表現があります。

神道で言えば分け御霊（分霊）という表現も、私たちは常に大いなる存在と一緒にいるという感覚です。

一番大切なこと、それは「気づけば変わる」という事実です。

知らないこと（無知）は罪ではなく、むしろ知ったあとの大きな喜びが待っています。いろいろなことに気づくか、気づかないかは、人それぞれでタイミングがありますから、慌てることなく、自分と隣人の成長を見守ることが大切です。

私たちが生まれて来た目的のひとつに「利他《りた》」があります。もちろん利他は自利とペアですから、単なる自己犠牲という意味ではありません。

仕事、家庭、地域、ボランティア、さまざまな場面で相手が喜ぶことを自然な形で行なうことは、人生を過ごす上で最も深遠な行為だと思います。私の仕事は自分ができる最善の医療によって患者さんの寿命を全うするお手伝いです。これが私に課せられたお役目です。

あなたにもお役目があります。ぜひそれを全うして楽しい人生を送ってください。

最後になりましたが、この本を出版するにあたり、せちひろし事務所の瀬知洋司さん、友人の赤尾由美さん、稲葉俊郎くんに大変お世話になりました。ここに深謝いたします。

矢作直樹（やはぎ・なおき）

東京大学大学院医学系研究科 救急医学分野教授／医学部附属病院 救急部・集中治療部部長。1981年金沢大学医学部卒業。1982年4月より富山医科薬科大学の助手となり、1983年6月より国立循環器病センターのレジデントになる。1991年7月より国立循環器病センターの外科系集中治療科の医師、医長を歴任。1999年10月より東京大学大学院新領域創成科学研究科環境学専攻教授、精密機械工学専攻の教授を兼担。2001年より東京大学大学院医学系研究科 救急医学分野の教授となり現在に至る。主な著書に『人は死なない』(バジリコ)、『天皇』（扶桑社）などがある。

ご縁とお役目
臨床医が考える魂と肉体の磨き方

著者　矢作直樹

2014年3月28日　初版発行
2014年12月25日　7版発行

発行者　横内正昭
編集人　青柳有紀
発行所　株式会社ワニブックス
〒150-8482
東京都渋谷区恵比寿4-4-9えびす大黒ビル
電話　03-5449-2711（代表）
03-5449-2716（編集部）

装丁　橘田浩志（アティック）／小栗山雄司
編集協力　瀬知洋司
校正　ペーパーハウス
写真提供　女性自身
編集　岩尾雅彦（ワニブックス）

印刷所　凸版印刷株式会社
DTP　株式会社 三協美術
製本所　ナショナル製本

ISBN 978-4-8470-6546-0
ワニブックス【PLUS】新書HP　http://www.wani-shinsho.com